DISSERTATION

SUR LES GÉNÉRALITÉS

DE LA

CLINIQUE MÉDICALE.

OUVRAGES DU MÊME.

Traité des Maladies du cœur et des gros vaisseaux, par MM. Bertin et Bouillaud, Paris, 1824, in-8°, fig.   7 fr.

Traité clinique et physiologique de l'Encéphalite, ou inflâmmation du cerveau et de ses suites, telles que le ramollissement, la suppuration, les tubercules, le squirrhe, le cancer, etc., Paris, 1825, in-8°.   6 fr.

Traité clinique et expérimental des Fièvres dites essentielles, Paris, 1826, in-8°.   7 fr.

Recherches cliniques et expérimentales tendant à réfuter l'opinion de M. Gall, sur les fonctions du cervelet, et à prouver que cet organe préside aux actes de l'équilibration, de la station et de la progression, Paris, 1827, in-8°.   2 fr.

Recherches expérimentales sur les Fonctions du cerveau en général, et sur celles de sa portion antérieure en particulier, Paris, 1830, in-8°.   2 fr.

Dissertation sur les généralités de la physiologie et sur le plan à suivre dans l'enseignement de cette science, présentée au concours ouvert en 1831, pour la chaire de physiologie à la Faculté de médecine, Paris, 1831, in-8°.   2 fr.

DISSERTATION

SUR LES GÉNÉRALITÉS

DE LA

CLINIQUE MÉDICALE,

ET SUR LE PLAN ET LA MÉTHODE

A SUIVRE DANS L'ENSEIGNEMENT DE CETTE SCIENCE ;

PRÉSENTÉE AU CONCOURS OUVERT LE 20 JUIN 1831

POUR UNE CHAIRE DE CLINIQUE MÉDICALE,

VACANTE A LA FACULTÉ DE MÉDECINE DE PARIS ,

Par J. BOUILLAUD,

Agrégé en exercice près ladite Faculté , membre adjoint de l'Académie royale de médecine, ancien médecin du bureau de charité du 12e arrondissement, médecin du bureau central des hôpitaux , etc.

..... *Summa sequar fastigia rerum.*
Virg., Æneïd.

A PARIS,

CHEZ J. B. BAILLIÈRE, LIBRAIRE,

DE L'ACADÉMIE ROYALE DE MÉDECINE,

RUE DE L'ÉCOLE DE MÉDECINE, N° 13 bis,

A LONDRES, MÊME MAISON, 219, REGENT-STREET;

AUX DÉPÔTS DE LIBRAIRIE MÉDICALE FRANÇAISE :

A BRUXELLES, CHEZ TIRCHER,

A LIÉGE, CHEZ DESOER.— A GAND, CHEZ H. DUJARDIN.

1831.

DISSERTATION

SUR LES GÉNÉRALITÉS

CLINIQUE MÉDICALE

ET SUR L'APPLICATION DE LA MÉTHODE

A PARIS,

CHEZ J. B. BAILLIÈRE, LIBRAIRE,

AVANT-PROPOS.

J'ai abordé dans cette humble dissertation, non sans quelque témérité peut-être, des questions grandes, difficiles, irritables, comme on marche sur des cendres perfides qui cachent au-dessous d'elles des feux encore ardents. Toutefois, quiconque aura pris au sérieux le titre même de cette dissertation, ne pourra disconvenir, je crois, que, pour accomplir les intentions de ceux qui ont institué l'épreuve actuelle, il était d'une rigoureuse et indispensable nécessité de procéder comme je l'ai fait. D'ailleurs, je reconnais bien volontiers que, pour résoudre, d'une manière tant soit peu satisfaisante, les problêmes de haute médecine dont je me suis occupé ici, ce n'est pas seulement plus de temps qu'il aurait fallu, mais encore, et sur-tout, un génie plus puissant que le mien. Les génies de cette trempe sont rares; cependant on en trouve. Puisse le concours actuel enrichir cette faculté d'une nouvelle conquête de ce genre ! Puisse-t-elle (et je le désire, autant pour l'honneur du concours que pour l'illustration de la faculté elle-même), puisse-t-elle faire l'acquisition si difficile d'un de ces hommes privilégiés qui, réunissant au talent d'observation, le plus patient, le plus délicat et le plus pénétrant, le talent non moins précieux de coordonner, d'analyser, de généraliser les faits observés, élève quelque jour un de ces édifices scientifiques qui sont l'éternelle gloire et comme l'événement le plus culminant de l'époque qui les a produits ! De tels systèmes scientifiques vieillissent sans doute, et sont remplacés par d'autres; mais il en est d'eux comme de ces grands monuments antiques dont les ruines elles-mêmes inspirent le respect et l'admiration.

Ainsi donc, nul ne peut se flatter de l'espoir d'imprimer un remarquable mouvement à la clinique médicale, s'il ne possède la double qualité qui vient d'être signalée, c'est-à-dire, si ses sens externes et son esprit, ou son sens interne, ne sont pour ainsi dire à l'unisson (1). Aussi tous les médecins qui ont mérité le titre de grands observateurs, se distinguaient-ils par cet heureux assemblage d'un esprit philosophique très développé et d'une extrême perspicacité dans les sens.

Mais, dira-t-on, c'est vous exclure, en quelque sorte, vous-même du concours, que d'exiger de tels titres des candidats. Cette objection n'est que trop fondée. D'ailleurs, à part cette considération, j'ai, sinon la conviction (car de quoi a-t-on la conviction !) du moins l'invincible pressentiment d'une chute inévitable dans la lice glissante où je me suis engagé. Heureux si les circonstances, d'accord avec des intentions qu'aurait dû m'inspirer la prudence, bien plus encore que le respect particulier dont je fais profession pour l'un de mes honorables compétiteurs, m'avaient permis de me retirer !

Aussi, grâce à la disposition dans laquelle se trouve mon esprit, je me suis senti tout-à-fait à mon aise en composant rapidement et pour ainsi dire avec des ailes, cette éphémère dissertation.

Dégagé de toute entrave, ayant secoué le joug de toute considération étrangère à mon sujet, j'ai parlé en pleine et entière liberté. J'ai loué, quand l'occasion s'en est présentée, quelques-uns des membres de ce jury, qui m'ont paru avoir bien mérité de la science. Mais si j'ai loué, je n'ai point flatté; je leur ai rendu justice, et je ne leur demande point autre chose. Ce n'est pas enfin parce

---

(1) *Duo sunt præcipui medicinæ cardines, ratio et observatio ; observatio tamen est filum ad quod dirigi debent medicorum ratiocinia.*

(Baglivi, de Praxi medica , lib. 1, cap. 2.)

qu'ils sont juges, mais malgré cela, que j'ai donné des éloges à leurs travaux. En un mot, j'ai écrit comme on doit écrire dans tous les temps, c'est-à-dire en homme qui cherche la vérité de bonne-foi.

Quoi qu'il en soit, je diviserai cette dissertation en trois parties. Dans la première, je jetterai un coup-d'œil philosophique sur l'histoire de la médecine en général et sur celle des institutions cliniques en particulier. Je traiterai, dans la seconde, des généralités de la clinique médicale, et dans la troisième partie, enfin, j'examinerai le plan et la méthode qu'il convient de suivre dans l'enseignement de cette science.

La rapidité avec laquelle j'ai dû composer ce travail, me force de réclamer l'indulgence des lecteurs, non seulement sous le rapport du fond, mais aussi sous celui de la rédaction. Je n'ai eu le temps ni d'être plus court ni plus long.

[illegible]

[illegible]

[illegible]

[illegible]

[illegible]

[illegible]

[illegible]

DISSERTATION

SUR LES GÉNÉRALITÉS

DE LA

CLINIQUE MÉDICALE.

PREMIÈRE PARTIE.

COUP D'OEIL RAPIDE SUR LES PRINCIPALES ÉPOQUES DE LA MÉDECINE EN GÉNÉRAL, ET DE LA CLINIQUE MÉDICALE EN PARTICULIER.

PREMIÈRE SECTION.

COUP D'OEIL HISTORIQUE SUR LA MÉDECINE EN GÉNÉRAL.

La médecine proprement dite est la connaisssance des maladies et de leur traitement. Elle ne constitue donc qu'une partie de la science de l'homme, laquelle n'est elle-même qu'une branche des siences naturelles. Mais le mot médecine n'est pas toujours employé dans une acception aussi restreinte, et l'on s'en sert souvent pour désigner l'ensemble des connaissances dont se compose la science de l'homme tout entière. C'est particulièrement en ce sens que nous l'emploierons dans cet article.

Ainsi considérée, la médecine est une science immense, composée d'un nombre presqu'infini d'éléments, soit médiats, soit immédiats. Les éléments immédiats de cette science sont : 1° l'anatomie et la physiologie normales, et l'anatomie et la physiologie pathologiques ou anormales ; c'est-à-dire la connaissance des organes et des fonctions, tant dans l'état sain que dans l'état morbide ; 2° l'hygiène et l'étiologie, ou la connaissance des innombrables modificateurs, soit physiques, soit moraux, sous l'influence bien ordonnée desquels l'homme conserve la santé, et sous l'influence désordonnée desquels se manifestent, au contraire les maladies ; 3° la thérapeutique, ou la connaissance des divers moyens par lesquels on peut prévenir ou combattre les maladies.

La science de l'homme comprend une foule de phénomènes de l'ordre de ceux qui nous apparaissent dans le monde inorganique ; mais elle en contient encore d'autres qui lui sont propres, qui n'appartiennent qu'à elle ; je veux parler des phénomènes de sensation, d'intelligence et de volonté. Toutefois, de ce que ces phénomènes ne s'observent pas dans les corps qui font le sujet des sciences physico-chimiques proprement dites, n'allons pas croire qu'il faille les séparer totalement de la matière et de l'organisation. Une telle opinion serait, de notre part, d'autant plus impardonnable, que nous ne pouvons ignorer que partout où la nature nous offre ces merveilleux phénomènes, elle nous montre en même temps un système organique qui leur est spécialement affecté, c'est-à-dire l'appareil nerveux. Quelque soit le mode d'action de ce système, quelque soit la force que l'on suppose lui être sur-ajoutée, toujours est-il invariablement démontré que sans lui point de manifestation possible de phénomènes sensitifs, intellectuels, moraux, volontaires.

Comme toutes les autres sciences en général, la médecine, fille du temps, de l'observation, de l'expérience et de la raison, parcourt, à l'instar des individus, divers âges, et offre, pour ainsi dire, un état d'enfance, d'accroissement et de développement complet (1). Cette vérité, entrevue depuis bien long-temps, est devenue de nos jours tellement populaire, qu'il serait plus qu'inutile d'y insister longuement. Soumise à cette loi générale de progression, pour me servir du langage aujourd'hui consacré, la médecine est déjà bien loin de son point de départ, mais elle est plus éloignée encore de son dernier terme.—

Laissant de côté ses temps fabuleux et sa prétendue origine divine, parcourons rapidement ses principales époques historiques.

---

(1) *Necessitas medicinam invenit, experientia perfecit; quæ quidem prima ætate rudis erat, ac stupida; progressu vero temporis, accedentibus in dies novis observationibus, sibique mutuo facem quasi præferentibus,* cuncta præsertim regente ac moderante rationis lumine, *liberalis facta est et erudita.* (Paglivi, Op. citat.)

Nous n'avons guère de monuments qui puissent nous donner une juste idée de l'état de la médecine chez les Égyptiens, ces premiers instituteurs de tant de nations. Nous savons seulement qu'elle y fut cultivée avec ardeur et comblée des plus grands honneurs (1).

Il paraît que les Grecs transportèrent chez eux et s'approprièrent les connaissances médicales de l'Egypte, comme, d'ailleurs, les autres connaissances, alors répandues dans ce principal foyer des lumières et de la civilisation. Quoiqu'il en soit, Hippocrate est généralement considéré comme le père de la médecine (*medicorum Romulus*, suivant une expression favorite de Baglivi). Ce grand observateur, à qui la postérité décerna le nom de divin, comme elle en décora Platon et quelques autres, est le véritable représentant de la médecine des temps anciens. Ses successeurs ajoutèrent peu à l'héritage précieux des connaissances qu'il leur avait léguées. Malheureusement, en ce qui concerne les maladies dont le siége ne tombe pas sous les yeux, Hippocrate, privé, par les préjugés religieux de son époque, de la faculté d'ouvrir les cadavres, ne nous laissa que des connaissances incomplètes, qu'une description de phénomènes ou d'effets dont il ignorait la cause organique. Ajoutons que Hippocrate et les autres médecins de l'antiquité, dépourvus qu'ils étaient d'instruments de physique et de chimie, ne purent que très imparfaitement étudier l'influence des divers agents extérieurs sur le corps de l'homme, et sur la production de ses maladies. Ils firent ce qu'ils purent, et si leur médecine nous paraît aujourd'hui si grossière, ce n'est pas qu'ils manquèrent de génie, mais qu'à l'époque où ils vivaient le champ de l'observation était très étroit, comparativement à ce qu'il est devenu depuis, grâce à l'acquisition que nous avons faite de nouveaux procédés d'observation. N'oublions pas d'ailleurs, qu'en toutes choses, les commencements sont nécessairement faibles, les premiers pas incertains et chancelants. Le jour le plus brillant a commencé par un obscur crépuscule.

(1) En Egypte, les rois eux-mêmes, au rapport de Pline, ouvraient les cadavres pour étudier les maladies : *ab regibus quoque corpora mortuorum ad scrutandos morbos insecabantur.* La médecine aussi a donc des titres de noblesse ; à la rigueur, elle pourrait s'en passer.

Que dire de la médecine romaine et de son principal représentant, le fameux Galien? que cet illustre médecin, doué d'un beau génie et d'un vaste savoir, passa, je dirais presque perdit trop de temps à commenter Hippocrate, qu'il se livra, avec trop de complaisance, à l'essor d'une imagination féconde; et que son exemple est une éclatante preuve que, dans une science naturelle telle que la médecine, les facultés intellectuelles les plus élevées ne produisent que les conceptions les plus stériles, quand elles sont dépourvues de l'indispensable flambeau de l'observation.

La longue barbarie qui, sous le nom de moyen âge, régna dans toute l'Europe après la chute de l'empire romain, ou de l'ancienne civilisation, ne permit pas à la médecine de s'enrichir de grandes découvertes. Exilée chez les Arabes, elle y resta presque stationnaire. Les médecins arabes ne firent guère, en effet, que commenter Galien, le prince de tous les commentateurs. Les opinions galéniques furent considérées, chez eux, comme autant d'oracles. Cependant au sein de ce moyen âge, si sévèrement jugé par quelques hommes, devait naître une civilisation bien supérieure à celle qui venait de s'éteindre. C'est sous ce point de vue philosophique qu'il importe de considérer le moyen âge. C'est de lui, c'est de ses entrailles fécondes que sont issues les générations modernes. Ce grand enfantement entraîna, l'on doit en convenir, d'horribles convulsions. Mais cessons d'accuser cette époque dont nous sommes les descendants, car il n'est pas plus permis aux générations qu'aux individus de flétrir la mémoire de leurs pères. Plus on étudiera philosophiquement la période qui nous occupe, plus on se convaincra qu'elle remplit sa mission, comme les époques subséquentes accomplirent la leur, et qu'elle n'en diffère réellement qu'en ce qu'elle est née la première.

Quoi qu'il en soit, aussitôt que furent calmés les orages au milieu desquels cette époque se constitua, on vit reluire avec un éclat nouveau, sur l'horizon de l'Europe, l'astre scientifique, momentanément caché sous d'épais nuages. Dans les quatorzième et quinzième siècles, les découvertes en tout genre naissent et se multiplient de toutes parts. Affranchis d'absurdes préjugés, les médecins purent enfin interroger les cadavres. Cette époque fut, pour la médecine, comme la découverte d'un nouveau monde. Une foule d'hommes, animés d'un zèle infatigable, s'élancent dans cette vaste carrière, et recueillent d'abondantes et riches moissons de faits dans les champs féconds qu'ils viennent de défricher. Plus tard, profitant de leurs efforts, et y joignant les siens, l'immortel Morgagni réunit en faisceau les résultats de ce nouveau genre d'observation, et crée l'anatomie pathologique. Haller, éclairé du flambeau de la méthode expérimentale, recule les limites de la physiologie. Semblable au souffle divin, l'esprit philosophique commence à débrouiller le cahos des faits épars et comme entassés les uns sur les autres. Des systèmes de moins en moins incomplets se succèdent, et chacun d'eux est comme l'expression de l'époque qui le vit naître.

La révolution politique de la fin du dix-huitième siècle, donna pour ainsi dire une nouvelle vie aux sciences en général et aux sciences médicales en particulier.

Bichat change la face de la physiologie et jette les fondements d'une anatomie nouvelle.

L'illustre Pinel dissipe, en partie, la confusion des systèmes nosologiques, et tente heureusement d'introduire en médecine la méthode analytique et expérimentale suivie dans les autres branches de l'histoire naturelle. Suivant les traces des Dehaen et des Stoll, Corvisart fait luire un nouveau jour sur le diagnostic médical, et de son école sortent les médecins les plus distingués.

Arrêtons-nous un instant ici, pour rappeler seulement le nom des principaux systèmes qui dominèrent tour à tour en médecine, durant les époques que nous venons de parcourir. Le strictum et le laxum de Thémison, l'humorisme de Galien et de ses sectateurs, dont on retrouve des traces dans Hippocrate lui-même, la thaumaturgie et les pratiques superstitieuses du moyen âge ; plus tard, les théories chimiques de Sylvius, l'archéisme de Van Helmont, l'animisme de Sthal, les explications mécaniques et mathématiques de Boerrhaave, de Fréd. Hoffmann, etc., le vitalisme de Montpellier, le solidisme de Cullen et de M. Pinel, la doctrine de Brown, fondée sur l'excès ou le défaut de l'excitabilité : tels sont les principaux systèmes progressifs qui ont signalé ces époques médicales.

Bichat meurt, mais avec lui ne s'éteint pas le grand et rapide

mouvement que son génie avait imprimé à la physiologie et à
l'anatomie, considérées soit à l'état normal, soit à l'état anor-
mal. Parmi les nombreux rivaux qui se disputèrent le riche héritage de gloire qu'avait laissé Bichat, brillait au premier rang
un homme d'un puissant esprit, et dans les mains duquel devait
bientôt tomber le sceptre de la chirurgie moderne (1). En plaçant
ici M. Dupuytren parmi les hommes qui, dans le commencement du siècle que nous parcourons, ont rendu les services
les plus signalés aux diverses branches de la médecine, je ne
fais que répéter une vérité proclamée dans les ouvrages qui
parurent à cette époque. Parmi ces ouvrages, qu'il me soit
permis de rappeler le bel essai sur les irritations, par l'un
des élèves les plus distingués de M. Dupuytren, par ce jeune
Marandel dont on ne saurait trop déplorer la perte prématu-
rée (2). Ce jeune médecin, entrant en matière par une nouvelle
division des maladies, s'exprime ainsi à l'égard de M. Dupuytren : « On peut aujourd'hui établir la coordination des affec-
» tions morbides sur des considérations puisées dans la *saine*
» *physiologie*, l'observation clinique et l'étude des effets de ces
» affections morbides, constatés par l'ouverture des cadavres.
» Tel est le but où tendent les efforts de plusieurs médecins, et
» en particulier de M. Dupuytren, qui a bien voulu m'associer
» aux travaux qu'il poursuit, *depuis plusieurs années, sur*
» *l'anatomie pathologique, travaux dont les grands résultats*
» *seront consignés dans un ouvrage attendu avec impatience.* »
L'ouvrage de M. le professeur Cruveilhier sur l'anatomie pathologique, publié près de dix ans après l'essai de Marandel, contient, en partie du moins, les résultats annoncés ci-dessus.
Plusieurs des élèves de Corvisart contribuèrent à l'avancement

(1) Il est de ces hommes supérieurs qui, comme l'a dit un homme fort
extraordinaire lui-même, *voient vite, juste et loin* : ceux-là, quelque
vaste et complexe que soit le sujet de leurs études, l'embrassent dans toute
son étendue, en coordonnent admirablement les diverses parties ; et doués
de cette flamme divine, qu'on appelle *génie*, agrandissent le domaine de
la science, soit en inventant de nouvelles méthodes, soit en découvrant de
nouveaux faits, au moyen des anciennes méthodes.

(2) Essai sur les irritations ; par Marandel, médecin, aide d'anatomie à
l'école de médecine de Paris, etc. Paris, 1807.

de l'anatomie pathologique, et enrichirent la science du diagnostic des plus importantes vérités. A leur tête se distingue Laennec qui, par la découverte d'une nouvelle méthode d'exploration, ou du moins par l'application de cette méthode à des cas où elle n'avait point été employée avant lui, s'est acquis des droits éternels à notre admiration et à notre reconnaissance.

Cependant, l'astre brillant de l'illustre Pinel penchait vers son déclin. Des faits nombreux, recueillis avec une scrupuleuse exactitude, menaçaient en quelque sorte d'une ruine prochaine l'édifice nosologique qu'il avait élevé et qui régna long-temps dans les écoles. Disons-le, à la gloire de Pinel, qui fut et sera toujours l'une des plus grandes illustrations de cette école, il avait lui-même préparé en partie la révolution nosologique qui ne devait pas tarder à éclater, en localisant en quelque sorte plusieurs des fièvres essentielles qu'il avait admises avec les anciens. La preuve de cette localisation se trouve dans la nomenclature pyrétologique même proposée par Pinel (fièvres méningo-gastrique, angéio-ténique, etc.). Les recherches de M. Broussais sur les phlegmasies chroniques, celles de M. Prost et de MM. Petit et Serres, sur l'état du tube intestinal dans quelques-unes des maladies décrites sous le nom de fièvres essentielles, ne permettaient pas d'espérer que *la doctrine médicale la plus généralement adoptée* pût long-temps encore exercer son empire. Tout était donc prêt pour une grande révolution en médecine; il ne manquait plus, pour ainsi dire, que la venue du Messie médical qui devait accomplir cette régénération.

Ce Messie parut enfin. Doué d'une vigueur de tête peu commune, généralisateur hardi, autant qu'habile et profond observateur, M. Broussais, en 1816, lança, si je puis parler ainsi, au milieu de nous, ce fameux *examen* qui, frappant avec force et à coups redoublés sur *le système le plus généralement adopté*, le fit crouler presque de toute part.

Une ère nosologique vraiment nouvelle commence donc en 1816. Depuis lors, l'essentialité des fièvres a disparu comme un vain fantôme (1); une foule de lésions anatomiques, jusque-là

____

(1) Ce point de la doctrine pyrétologique de M. Broussais a trouvé d'abord de nombreux et puissants adversaires, parmi lesquels il faut

considérées comme entièrement indépendantes de tout travail inflammatoire et constituant des classes distinctes, sous les titres de lésions organiques et de névroses, ont été rangées, sans violence, parmi les lésions que les phlegmasies entraînent à leur suite. Des travaux d'une haute importance sont venus, depuis une douzaine d'années, déposer en faveur des idées fondamentales émises par M. Broussais, et enrichir d'une foule de découvertes de détail le trésor de la médecine clinique. S'il fallait indiquer ici quelques-uns de ces travaux, nous citerions les belles recherches de MM. Lallemand et Rostan sur les maladies de l'encéphale et de ses dépendances ; celles de MM. Foville, Pinel-Grandchamp, Calmeil sur les phlegmasies cérébrales chroniques, recherches desquelles il résulte que plusieurs aliénations mentales, classées parmi les névroses, tirent leur première origine de ces phlegmasies ; la clinique médicale de M. Andral elle-même, les travaux de M. Dance sur la phlébite utérine, maladie à laquelle est dû si souvent cet appareil symptômatique, qu'on avait décrit sous le nom de fièvre puerpérale, etc., etc. Que l'on parcoure, en un mot, tous les ouvrages de quelque portée, qui ont paru en grand nombre depuis la publication de la doctrine de M. Broussais, et l'on restera convaincu que tous portent plus ou moins

compter M. le professeur Chomel ; mais il est généralement admis aujourd'hui.

M. Andral qui, à ce que je sache, n'a jamais formellement combattu le dogme de la non-essentialité des fièvres, avait cru néanmoins devoir, dans la première édition de la *Clinique médicale*, consacrer un volume *spécial aux fièvres*. Mais dans la seconde édition de cet ouvrage, qu'il publie actuellement, M. Andral n'a plus suivi cette méthode. « Les progrès de la science m'ont engagé, dit-il, à ne pas consacrer, comme « dans l'édition précédente, un volume spécial aux *fièvres* ; j'ai cependant conservé avec soin toutes les observations que renfermait ce volume, mais je leur ai donné une autre place. » (t. Ier, préface, p. 6.) Enfin, dans le tom. IIIe de son ouvrage, M. Andral déclare que « depuis la publication de l'*Examen des doctrines médicales*, » de nombreux travaux sont venus appuyer la doctrine de la localisation des fièvres. »

Sans doute, il est encore des questions de pyrétologie qui réclament de nouvelles recherches ; mais quant à la loi de la non-essentialité des fièvres, je ne pense pas qu'elle trouvât aujourd'hui un contradicteur, même parmi ceux qui l'attaquèrent à l'époque de sa promulgation.

l'empreinte de cette doctrine. Ajoutons que l'indifférence du public a fait une prompte justice de tous ceux dont les auteurs ont essayé de renverser jusque dans ses plus profondes bases l'édifice de la nouvelle doctrine, au lieu d'en signaler certaines imperfections, même certaines erreurs. (Car quel est le médecin dont le génie ait jamais pu enfanter une doctrine sans défauts, et qui ne soit susceptible d'aucune modification?) En même temps que de nouveaux faits surgissaient ainsi en faveur de la doctrine dite physiologique, notre époque en recueillait d'autres sur un genre de maladies dont cette doctrine ne s'était pas suffisamment occupée, savoir les altérations diverses des liquides organiques. Tel est, en abrégé, le tableau, ou plutôt la liste, la simple table des principales révolutions que la médecine a traversées pour arriver à cet état de splendeur où nous la voyons aujourd'hui. Ces révolutions ont eu leurs causes prescrites; elles ont été soumises à des lois dans l'exposition desquelles nous pourrions nous engager, si nous n'avions déjà dépassé les limites qui nous sont imposées ici (1).

(1) Nous ne terminerons cependant pas sans avoir signalé les puissants obstacles dont les révolutions scientifiques ont dû triompher dans tous les temps. En effet, il n'est donné à personne d'inventer pour ainsi dire impunément quelque grande vérité, sur-tout quand cette vérité est en opposition avec les idées généralement reçues. Il faut aussi quelque dévouement pour se constituer le défenseur de ces nouvelles doctrines, dont l'esprit humain, dans son inépuisable fécondité, enrichit incessamment le monde. Il en est donc des sciences, comme de la politique; partout nous voyons l'esprit humain ne pouvoir poursuivre le cours de ses précieuses conquêtes, qu'en luttant avec effort, mais avec succès, contre les doctrines du passé, qui elles-mêmes firent autrefois, pour la plupart, de vraies révolutions. Mais il ne faut pas que les amis et les soutiens des bonnes doctrines se découragent ou se déconcertent; le temps et la raison étant pour ainsi dire de leur parti, la victoire doit nécessairement couronner tôt ou tard leurs généreux efforts. Du moment où quelque vérité nouvelle a fait son apparition dans le monde, il n'est donné à nulle puissance humaine de pouvoir l'anéantir. Le mouvement progressif dont les sciences sont animées, est soumis à des lois inflexibles, à des forces irrésistibles. C'est bien vainement, par exemple, que les écoles et les académies auraient voulu fermer leurs portes aux vérités démontrées de la nouvelle doctrine médicale; ces vérités eussent, pour ainsi dire, brisé les portes et pénétré de toutes parts dans le sacré sanctuaire

2

SECONDE SECTION.

COUP-D'OEIL HISTORIQUE SUR LES INSTITUTIONS RELATIVES A L'ENSEIGNEMENT DE LA CLINIQUE MÉDICALE.

Qui croirait que les véritables institutions cliniques, si utiles aux progrès de la médecine, soient d'une origine pour ainsi dire toute récente ? Il y a loin, en effet, des institutions de ce genre, qui supposent nécessairement l'établissement préliminaire des hôpitaux, à ce prétendu enseignement clinique des premiers âges de la médecine, qui consistait en ce que quelques médecins se faisaient accompagner d'un grand nombre d'élèves chez leurs malades, et leur inculquaient ainsi les principes de la science et les préceptes de l'art. Pendant le long espace de temps qui sépare le règne d'Hippocrate de celui des médecins arabes, on chercherait vainement quelque trace d'une institution clinique proprement dite. Mais parmi ces derniers (les médecins arabes) plusieurs paraissent avoir pratiqué et enseigné la médecine dans les grands hôpitaux, fondés par les mahométans d'Asie et d'Espagne. C'est là qu'ils puisèrent les connaissances qu'ils nous ont laissées sur un certain nombre de maladies et spécialement sur les phlegmasies éruptives et contagieuses, telles que la variole et la rougeole.

Pendant qu'en Orient, la médecine essayait ainsi, avec peu de succès il est vrai, de rompre les liens qui la retenaient dans une profonde obscurité, en Occident elle languissait honteusement dans l'état le plus déplorable ; et même à la renaissance des lettres, dans les quatorzième et quinzième siècles, c'était en lisant et en commentant les auteurs arabes, copistes presque serviles des Grecs, qu'on enseignait, en général, la médecine aux élèves. Ce n'est pas que les professeurs ne reconnussent combien il eût été préférable de consulter le grand livre de la nature et de l'expérience directe ; mais c'est que dans ces temps d'une civilisation encore barbare, il n'existait aucune institution où cette dernière méthode pût être appliquée, bien que, néanmoins, depuis long-temps déjà, l'Europe possédât des hôpitaux. Selon quelques historiens de la médecine, il faudrait arriver jusqu'au milieu du dix-septième siècle (1658), pour trouver l'origine

d'une institution clinique réellement digne de ce nom, et ce serait François de le Boë, célèbre par son système iatro-chimi-
que, qui aurait le premier conçu l'heureuse idée de faire des
leçons cliniques, à Leyde, dans l'hôpital confié à ses soins.
Mais Comparetti (Saggio della scuola clinica nello spidale di
Padova) a prouvé que quatre-vingts ans avant l'époque où flo-
rissait la clinique de François de le Boë, c'est-à-dire en 1578, un
décret avait institué un enseignement du même genre au sein de
l'hôpital de Saint-François, à Padoue (1). L'illustre Boerrhaave,
en cela plus heureux que Stahl et Fréd. Hoffmann, put enseigner
la médecine au lit des malades, et son enseignement eut pour
théâtre ce même hôpital de Leyde, où de le Boë lui-même
avait fait des leçons. De l'école clinique de Boerrhaave surgirent
les élèves les plus distingués, qui plus tard transportèrent en
quelque sorte à Vienne et à Édimbourg l'arbre fécond et bien-
faisant de la clinique médicale. Wurtzbourg et Wilna s'enrichirent aussi d'établissements cliniques.

En 1753, Van Swiéten organisa, sous les auspices de l'impéra-
trice Marie-Thérèse, un hôpital clinique à Vienne, ville dont il
avait été en même temps chargé de réformer l'université.
Dehaen, Stoll et Hildenbrand ont successivement professé dans
cet hôpital, et l'on sait quelle gloire ils se sont acquise et par cet
enseignement et par les ouvrages cliniques qu'ils ont publiés.
Peu à peu l'organisation clinique prend de nouveaux accroisse-
ments dans les diverses contrées du nord de l'Europe, ainsi qu'en
Italie (2).

(1) Il paraît d'ailleurs qu'à Leyde même, François de le Boë avait été
devancé dans l'enseignement clinique par Otton de Heurn, son prédéces-
seur dans la chaire de médecine pratique que possédait cette ville. D'un
autre côté, à Utrecht, Guillaume Straten professait également la clinique.
Long-temps avant que de le Boë l'eut enseignée à Leyde. (Voy. l'ouvrage
de Kyper, intitulé : *Methodus medicinam rite discendi et exercendi.*)

(2) Padoue, Rome, Pavie, Gênes, Florence, Milan, Naples, Turin, Bo-
logne, etc., devinrent le siège d'établissements cliniques. Il serait trop
long de citer tous les professeurs qui s'y distinguèrent ; mais il n'est pas
permis de passer sous silence le célèbre Tommasini, non plus que Rasori,
dont le premier a basé sur la clinique sa doctrine de l'excitement, et dont
le second a fondé sur la même base sa méthode de l'émétique à haute dose.

Pendant que ces contrées jouissaient depuis un grand nombre d'années de l'immense bienfait de l'enseignement clinique, la France, qui plus tard devait avoir sur elles une si grande supériorité en ce genre, en était complètement privée. Ce fut seulement à l'époque de la création des nouvelles écoles de médecine, c'est-à-dire en l'an iii (1794), que l'enseignement clinique fut organisé d'une manière digne d'une nation aussi éclairée que la nôtre. Déjà cependant, en 1790, la société royale de médecine avait proposé des vues très sages sur cet important objet. Déjà aussi, avant la régénération de l'enseignement médical en France, Desbois de Rochefort et son successeur, l'immortel Corvisart, avaient fait des cours de clinique.

Toutefois, ce n'est qu'après la nouvelle organisation des écoles de médecine que la France brilla entre toutes les autres nations, et ne connut plus de rivales sous le rapport de son enseignement clinique (1). Contentons-nous de dire ici quelques mots sur celui de la capitale : A qui faut-il apprendre que l'astre de Corvisart a répandu la plus éclatante lumière sur la première période de la clinique médicale, qui constitue une ère si remarquable dans l'histoire générale de la médecine (2)?

(1) « Les besoins de la guerre que la France commençait avec l'Europe » firent créer les écoles de santé. On se rappellera long-temps le soin qui » fut apporté au choix des maîtres et des élèves qui devaient composer ces » écoles fameuses. On y appela de toutes les parties de la France les hommes » les plus distingués et les élèves les plus propres à profiter des leçons de » tels maîtres. Les succès de Desbois, de Desault et de Corvisart, avaient » trop fait sentir les avantages de l'enseignement clinique, pour qu'il pût » être oublié dans cet Institut des sciences médicales. Trois cliniques fu- » rent ouvertes dans l'école de santé de Paris : une pour la médecine, une » pour la chirurgie et la troisième pour le perfectionnement de l'art. Corvi- » sart fut nommé à la chaire de clinique interne, établie à l'hôpital de la » Charité... » (Discours prononcé à la Faculté de médecine de Paris, dans sa séance publique du 22 novembre 1821, par M. Dupuytren, président.)

(2) Je crois devoir extraire du discours déjà cité de M. Dupuytren, le passage suivant, relatif à Corvisart. Après avoir fait remarquer que, lors de son origine en France, l'enseignement clinique fut organisé sur des bases moins larges qu'en Allemagne, M. Dupuytren poursuit ainsi : — « C'est avec de tels moyens que Corvisart éleva la réputation de la *clinique* » *interne de la Charité*, au niveau, si ce n'est au-dessus de toutes les cli-

L'exemple donné par les premiers professeurs de la clinique médicale a porté des fruits abondants. Paris est, sans contredit,

» niques connues; et c'est là que, pendant près de quinze ans, se sont formés
» presque tout ce que la France compte aujourd'hui de médecins instruits ;
» c'est enfin là que sont venus se perfectionner un grand nombre de mé-
» decins étrangers. Mais aussi quel zèle, quelle exactitude et quels talents
» extraordinaires Corvisart déploya dans cet enseignement ! »

« Ce qui donnait sur-tout du prix à son école, c'était la supériorité de
» ses vues et le charme de ses leçons. Nous ne savions, en effet, ce qu'il
» fallait le plus admirer en lui, du praticien ou du professeur : praticien,
» il possédait à un haut degré, une réunion rare de connaissances en *ana-*
» *tomie*, en *physiologie*, en thérapeutique, en matière médicale et sur-tout
» en médecine et en chirurgie... La rapidité et la justesse de son coup-
» d'œil lui faisaient voir à temps le meilleur parti : il savait le prendre et
» le suivre sans hésiter ; il savait aussi le changer lorsque l'occasion l'exi-
» geait. Professeur, nous l'avons vu déployer, pendant quinze ans, toutes
» les grâces d'une élocution facile, et néanmoins concise, toutes les res-
» sources d'une dialectique serrée et prodiguer tous les trésors d'une éru-
» dition variée et d'une expérience consommée... Personne ne porta plus
» loin que Corvisart la réunion des qualités nécessaires pour réussir dans
» le difficile enseignement de la clinique : sagacité dans les recherches,
» force d'attention, promptitude et sûreté dans les jugements, disposition
» habile des matériaux recueillis au lit des malades, exposition claire et
» animée des faits relatifs à chaque maladie, diagnostic éclairé, pronostic
» assuré, habileté très grande dans l'indication, dans la recherche, et dans
» la démonstration des lésions organiques : telles étaient les qualités qu'il
» faisait briller dans l'exposition des faits particuliers.

« Que s'il venait à comparer ces faits entre eux pour faire ressortir leurs
» analogies ou leurs différences ; si, partant de cette base et des souvenirs
» que lui présentaient, en foule, une mémoire des plus heureuses et la
» connaissance approfondie des grands observateurs, il se livrait à des in-
» ductions, s'il s'abandonnait à quelques improvisations, ou s'il s'elevait
» à des considérations générales sur les maladies, sur les lésions organiques
» qui en sont si fréquemment la cause ou l'effet, ces inductions, ces im-
» provisations, ces considérations générales semblaient moins inspirées par
» une intelligence humaine que par le Dieu de la médecine lui-même. »
(Dupuytren, discours cité.)

Ceux qui ont eu le bonheur de suivre la clinique de Corvisart, aimeront à retrouver encore leur grand professeur dans ce portrait tracé de main de maitre.

aujourd'hui, la ville classique de l'enseignement clinique ; sous ce rapport, comme sous tant d'autres, la capitale de la France est vraiment la reine du monde. Ce ne sont pas seulement les professeurs de la Faculté, mais aussi les médecins et chirurgiens des hôpitaux, étrangers à cette Faculté, qui prodiguent aux élèves les inépuisables trésors de l'enseignement clinique. Cet enseignement y revêt, pour ainsi dire, toutes les formes : clinique de médecine et de chirurgie en général, clinique sur chacune des branches spéciales du grand arbre médico-chirurgical, clinique sur les maladies propres aux différents âges, voilà ce que l'on trouve à Paris, et ce que l'on ne trouve que là.

Il manque, peut-être encore, à la Faculté quelques cours sur les cliniques spéciales ; espérons qu'elle ne tardera pas à s'enrichir de ces nouvelles chaires.

Avant de terminer cette section, il est juste d'ajouter que depuis la régénération de l'enseignement, précieuse conquête de notre première révolution, ce n'est pas seulement à la clinique civile, mais aussi à la clinique militaire qu'il fut réservé de reculer l'horizon de nos connaissances médicales. Tandis qu'un grand capitaine promenait en triomphe la gloire française dans presque toute l'Europe, et que les pyramides elles-mêmes s'inclinaient devant nos drapeaux, les chirurgiens et les médecins aux soins desquels étaient confiés nos immortels guerriers, grossissaient le dépôt de la science du fruit de leurs observations cliniques. Reconnaissance éternelle à tous ces chirurgiens et médecins en général ! Honneur en particulier à l'auteur de l'*Histoire des phlegmasies chroniques* et à l'illustre historien médical de l'armée d'Egypte, au Thucydide de la peste de Jaffa (1) !

---

(1) C'est peu que l'enseignement clinique se soit répandu dans toute l'Europe et dans plusieurs contrées du Nouveau Monde ; cette institution, refluant en quelque sorte vers sa source primitive, vient d'être transportée en Egypte par un de nos compatriotes, M. le docteur Clot. (*Voy.* sur l'école fondée par M. Clot, sous les auspices du Pacha d'Égypte, plusieurs articles intéressants publiés dans la LANCETTE FRANÇAISE.)

SECONDE PARTIE.

DISSERTATION SUR LES GÉNÉRALITÉS DE LA CLINIQUE MÉDICALE.

CONSIDÉRATIONS PRÉLIMINAIRES.

DÉFINITION DE LA CLINIQUE MÉDICALE (I); DE SES RAPPORTS AVEC LES AUTRES BRANCHES DE LA SCIENCE DE L'HOMME. — DE LA MÉTHODE GÉNÉRALE QU'IL FAUT EMPLOYER DANS SON ÉTUDE. — QUELQUES MOTS SUR L'ART D'INTERROGER LES MALADES ET DE DÉCRIRE VERBALEMENT OU PAR ÉCRIT LES OBSERVATIONS.

La clinique médicale n'étant autre chose que la médecine *étudiée ou enseignée au lit des malades*, sa définition doit comprendre, outre la circonstance particulière qui la distingue (celle indiquée ci-dessus), la définition générale de la médecine pro-

(I) La clinique, considérée comme science et non comme un simple mode d'enseignement de la pathologie, a été divisée, ainsi que cette dernière, en *interne* ou *médicale* et en *externe* ou *chirurgicale*. Les motifs de cette division ont été tant de fois exposés, jugés et discutés, qu'on nous dispensera sans peine de nous en occuper. Il nous suffit que cette division soit consacrée dans la distribution des cours de la Faculté, distribution qui fait assez comprendre toute l'importance que l'on doit attacher à la clinique, puisque le tiers à peu près des professeurs dont cette Faculté se compose, est affecté à l'enseignement clinique.

Du reste, il est bien évident que la clinique et la pathologie, envisagées sous le rapport des objets dont elles s'occupent l'une et l'autre, ne constituent au fond qu'une seule et même science. La clinique n'est autre chose enfin que la pathologie enseignée au lit des malades, mode d'enseignement sans lequel on chercherait vainement à former de vrais praticiens, soit en médecine, soit en chirurgie.

Bien que les considérations générales qui doivent faire le sujet de cette dissertation, puissent s'appliquer en grande partie à la clinique *externe* ou *chirurgicale*, néanmoins nous les avons plus particulièrement puisée dans les faits qui constituent le domaine de la clinique *médicale* ou *interne*.

prement dite elle-même. Or, comme je l'ai dit dans la première partie de cette dissertation, la médecine est la connaissance *complète* des maladies, lesquelles ne sont en dernière analyse qu'une lésion quelconque survenue dans les phénomènes de la vie normale, ou plus rigoureusement encore, qu'une lésion apparente ou cachée de l'organisation normale.

Ainsi donc la médecine ou la pathologie, comme l'a dit M. Magendie, n'est que la physiologie de l'homme malade. Mais cette science se partage en plusieurs divisions distinctes, suivant que, par une sorte d'abstraction, on considère isolément, soit les lésions de l'organisation qui constituent comme le corps de la science, soit les lésions fonctionnelles ou les symptômes correspondant aux lésions d'organisation, soit les causes ou modificateurs sous l'influence desquels apparaissent les lésions indiquées (en comprenant dans cette étude le mécanisme connu ou inconnu des causes ou modificateurs dont on a constaté l'existence), soit enfin les conditions diverses au moyen desquelles l'art ou la nature, ou l'un et l'autre, parviennent à la guérison des maladies, c'est-à-dire au rétablissement de l'organisation ou des fonctions dans leur état sain ou normal. Il suffit d'avoir indiqué la division précédente, pour faire sentir les nombreux points de contact qui existent non-seulement entre la médecine et les sciences anatomico-physiologiques normales, mais aussi entre elle et les autres sciences naturelles. Comment, en effet, déterminer rigoureusement les causes des maladies, si l'on ne connaît pas les propriétés des agents mécaniques, physiques, chimiques et moraux, parmi lesquels ces causes se rencontrent? Et comme c'est aussi parmi ces agents que la thérapeutique puise ses moyens, comment pourrait-on, sous ce nouveau rapport, se passer de leur connaissance?

D'un autre côté, l'anatomie et la physiologie pathologiques, qui constituent la partie fondamentale de la médecine, n'étant qu'une modification de l'anatomie et de la physiologie normales, n'est-il pas évident qu'il existe entre les unes et les autres les plus étroites connexions, qu'elles se prêtent et s'empruntent de mutuelles lumières? Aussi cette vérité a-t-elle frappé tous les grands médecins, depuis Hippocrate jusqu'à nous; et dans ces derniers temps, M. Broussais, considérant plus spécialement les secours que la physiologie fournit à la médecine, a cru devoir caractériser par l'épithète de physiologique, la doctrine qu'il professe (1). Cela posé sur les connexions qui font de la médecine proprement dite (et partant de la clinique médicale), des sciences anatomico-physiologiques et physico-chimiques une espèce de cercle continu, voyons quelle est la méthode générale qu'il convient de suivre pour découvrir les faits dont se compose la clinique médicale et pour les coordonner entre eux.

Or, cette méthode est précisément celle qui, sous le nom de méthode *expérimentale* et *rationnelle*, préside pour ainsi dire à la construction de l'édifice des autres sciences naturelles. Je me suis assez longuement étendu, dans ma dissertation concernant les généralités de la physiologie, sur la part que prend chacun des éléments dont cette méthode se compose, savoir l'action des

(1) Hippocrate, dit Barthez (préface des *Éléments de la science de l'homme*), a vu avec génie que la nature humaine ne peut se manifester pleinement par aucune de ses faces qu'à celui qui possède le système entier des connaissances médicales. Barthez ajoute : « Il est un grand nombre » d'hommes, bornés ou jaloux, qui refusent de reconnaître la liaison in- » time qu'ont dans leurs progrès la science de l'homme et celle de la mé- » decine pratique. Mais, de même qu'il suffit de marcher pour répondre » aux sophistes qui combattent l'existence du mouvement, on ne doit op- » poser à ceux qui nient le rapport nécessaire que ces deux sciences ont » entre elles, que des nouveaux pas qui le démontrent. »

Corvisart a également signalé le rapport dont il est ici question : « Le » médecin, dit-il, qui ne posséderait point l'anatomie et la physiologie, » n'aurait jamais qu'une pratique chancelante et incertaine. » (*Essai sur les malad. org. du cœur*, préf., p. 11.) Haller, Fréd. Hoffmann, Baglivi, Bordeu, etc., se sont appliqués aussi à faire ressortir l'enchaînement qui existe entre la pathologie et la physiologie. Depuis Bichat, cette vérité est devenue proverbiale, et ce point de pathologie générale a été développé avec un rare talent par M. Lallemand, dans sa *Dissertation inaugurale*.

On peut donc appliquer aux faits de la physiologie et de la pathologie cette réflexion de Fontenelle : « Des vérités de fait qui existaient séparées, » offrent si vivement à l'esprit leurs rapports et leur mutuelle dépendance, » qu'il semble qu'après avoir été détachées, par une espèce de violence, » les unes des autres, elles cherchent naturellement à se réunir en un » corps dont elles étaient les membres épars. » (Préf. de l'*Hist de l'Acad. des sc.*, année 1699.)

sens et celle de l'intelligence, de la raison, de l'esprit ou de l'entendement, pour pouvoir me dispenser d'y revenir ici. Cette méthode, au reste, se trouve recommandée dans tous les ouvrages des médecins anciens et modernes, qui jouissent de la plus haute réputation ; tels que les Hippocrate, les Baillou, les Sydenham, les Baglivi, les Morgagni, les Zimmerman, les Corvisart, les Pinel, etc., etc. (1).

Comme nous n'avons point la conscience des diverses sensations que les malades peuvent éprouver, et que d'ailleurs il est une foule de circonstances de leurs maladies dont nous ne pouvons être témoins ; nous ne nous procurons les données nécessaires à cet égard qu'en les interrogeant et en recueillant leurs réponses. Lorsqu'ils ne peuvent eux-mêmes répondre, il est des détails que l'on parvient à connaître en interrogeant les personnes qui ont suivi leurs maladies.

Quoi qu'il en soit, pour savoir bien interroger un malade, il faut donc connaître généralement quelles sont les diverses choses sur lesquelles on ne peut s'éclairer, sans les réponses précises de ce malade : telles sont l'âge, la profession, l'état civil, les circonstances antécédentes relatives aux causes, aux symptômes, au traitement, etc. Je n'insiste pas sur les détails de cet objet, dont les auteurs classiques se sont longuement occupés. Je ne pourrais que copier ce qu'ils ont dit, et cela ne prouverait pas grand'chose en faveur du copiste. C'est dans les épreuves pratiques que les juges trouveront la mesure de la science et de l'art des compétiteurs sur la matière indiquée.

Je dirai la même chose relativement à l'art de décrire les faits observés. D'ailleurs, les ouvrages que j'ai mis sous les yeux des juges contiennent assez d'observations que j'ai recueillies moi-même, pour que je puisse me dispenser de disserter sur le point dont il est question.

(1) Appliquant à la médecine le nom de la méthode elle-même, Hildenbrand a dit en parlant de la marche qu'il a suivie dans ses INSTITU-TIONS CLINIQUES : *Hypothetico autem omni evitato delirio, illa, quæ casto ratiocinio ex ipsis observatis deduci possunt theoremata, ita interxta sunt practicis adnotationibus, ut medicinæ* EMPIRICO-RATIONALIS *obtineatur scopus. Atque hæc, quousque hominum mala erunt, suam defendet veritatem, suamque utilitatem.* (Præf., p. v.)

Dans les chapitres qui vont suivre, j'examinerai successivement comment la méthode expérimentale et rationelle doit être appliquée à chacune des différentes parties qui, comme autant d'éléments, concourent par leur réunion à constituer la clinique générale, sujet de cette dissertation ; sujet qui, s'il n'est pas entièrement neuf, ne doit pas cependant être placé parmi ceux auxquels on donne le nom de *sujets rebattus*. Il me semble même, si je ne me trompe, que Hildenbrand est le seul auteur qui se soit occupé d'un ouvrage tout spécial sur cette difficile matière, sous le titre de *Initia institutionum Clinicarum, seu prolegomena in praxin Clinicam* (Viennæ, 1807). Ce petit ouvrage se compose de neuf chapitres, où le successeur des Stoll et des Deliaen traite des objets suivants : I. *De dignitate experientiœ medicœ ;* II. *Ratio institutorum clinicorum ;* III. *De virtutibus et officiis candidatorum ;* IV. *Medicinæ practicæ idea, objecta, divisio ;* V. *De praxi in morbis explorandis ;* VI. *De praxi in morbis cognoscendis et determinandis ;* VII. *De praxi in morbis tractandis ;* VIII. *De praxi in futuro eventu prædicendo ;* IX. *De modo historias morborum scribendi.*

CHAPITRE PREMIER.

DE L'APPLICATION DE LA MÉTHODE EXPÉRIMENTALE ET RATIONNELLE A LA CONNAISSANCE DES LÉSIONS ANATOMICO-PATHOLOGIQUES *en général.* — DE L'EXAMEN DES CADAVRES. — DE LA CLASSIFICATION DES ALTÉRATIONS ANATOMIQUES. — LIMITES DE LA MÉTHODE INDIQUÉE, DANS CE GENRE DE RECHERCHES.

De même que la connaissance des phénomènes physiologiques exige impérieusement la connaissance antérieure du corps ou des organes qui sont les instruments de ces phénomènes, ainsi nul ne possédera jamais les secrets de la pathologie proprement dite, ne pourra comprendre enfin l'énigme des phénomènes de la vie morbide ou pathologique, s'il ne sait auparavant quelles altérations sont survenues dans l'organisation normale, dans les conditions anatomiques des organes dont les fonctions sont lésées. Il y a plus ; c'est que, comme nous le verrons plus bas, la thérapeutique elle-même marche en aveugle, quand elle

est privée du flambeau, de l'œil de l'anatomie pathologique, pour
me servir d'une expression de Fréd. Hoffmann. « Prima enim
» pars medicinæ diagnosis et ANATOMIÆ PATHOLOGICÆ peritia,
» quibus ablatis, therapeia andabatarum pugna foret, medicus-
» que, oculis clausis, ancipiti gladio, ENTIA RATIONIS, PHANTA-
» SIÆ scilicet fictiones persequendo, vitam sæpius quam mor-
» bum lacesseret. »(LAENNEC, *Auscult. med.*, t. 1er, p. vj, 2e éd.)

L'anatomie pathologique est donc la base sur laquelle doit
reposer l'édifice de la clinique médicale. Mais quels sont les procédés au moyen desquels on peut recueillir les faits anatomico-
pathologiques? Il est évident qu'on ne peut les recueillir qu'en
appliquant attentivement ses sens à l'exploration des organes
malades, considérés dans leur masse, dans les systèmes ou éléments
chimiques divers dont ils sont composés et dans les éléments
anatomiques, qui se combinent à leur tour, pour constituer ces
derniers. On conçoit que pour arriver à une telle connaissance, il
faut avoir recours, dans une foule de cas, non seulement à des
instruments qui augmentent l'étendue et l'intensité de nos sens,
tels que la loupe, le microscope (1), etc., mais aussi employer le
secours de l'analyse mécanique et chimique.

(1) M. le docteur Donné a entrepris quelques recherches microscopiques
sur le sang et quelques autres liquides à l'état pathologique. La nouveauté du
sujet m'engage à consigner ici les résultats obtenus, en ce qui concerne le sang.

1° Sang d'une femme de vingt-six ans, morte d'une gangrène du poumon, et exhalant lui-même une odeur gangréneuse: globules petits et déformés d'une manière remarquable; leur contour est éraillé.

2° Sang d'une femme morte d'une métro-péritonite puerpérale (une
forte application de sangsues avait été faite ; à l'autopsie, on n'a trouvé
qu'une très faible quantité de sang, un épanchement séro-purulent dans
l'abdomen, et une grande mollesse du foie, du cœur et de tous les organes). Les globules sanguins sont moins déformés que dans le cas précédent,
mais ne se dessinent pas nettement. Le liquide épanché dans l'abdomen
présente quelques globules rares, très déformés.

3° Sérum du sang d'une femme ayant depuis long-temps une maladie
du cerveau, et saignée pour cause d'un érysipèle : globules très petits et
très rares; le sang du caillot n'offre pas une forme très régulière.

4° Sang d'un homme saigné pour une *fièvre bilieuse* avec pneumonie :
beaux globules qui tendent à se réunir et à s'agglutiner.

5° Sérum du sang d'une jeune fille, affectée de *fièvre bilieuse* : globules
bien marqués, peu transparents.

L'analyse mécanique ou la dissection proprement dite, a, jusqu'ici, bien plus généralement été employée que l'analyse ou *dissection* chimique. Néanmoins, celle-ci nous a déjà fourni d'importantes lumières. C'est elle qui nous a, par exemple, appris les altérations que peut éprouver l'urine dans une foule de cas, (diabète, formation des calculs, etc.) ; il en est de même de certaines altérations du sang ; nous lui devons des données précieuses sur la composition du pus, des fausses membranes, etc., etc.

Quant à la dissection proprement dite, ou à l'analyse physique et mécanique des organes malades, elle réclame, outre le secours de la main armée d'instruments, divers procédés dont il serait trop long et fort inutile de m'occuper ici, tels que les injections, la macération, l'insufflation, la dessiccation, etc., etc.

Les différens procédés dont nous venons de parler ne peuvent, ainsi qu'on le sent bien, être appliqués, du moins pour la plupart, qu'après la mort. On ne dissèque pas plus, en effet, un malade pour apprendre l'anatomie pathologique, qu'on ne dissèque un individu bien portant pour s'instruire sur l'anatomie normale. Sans doute, lorsque les maladies occupent les organes extérieurs, on peut, pendant la vie, constater quelques-uns de leurs caractères anatomiques, comme nous le verrons en traitant des symptômes ; mais il n'en est pas moins vrai que dans ces cas eux-mêmes, nous n'acquérons que des connaissances fort incomplètes, attendu que nous ne voyons pour ainsi dire que la surface ou l'écorce des organes malades. Les différents procédés indi-

6º Sang d'une femme morte hydropique : les globules sont extrêmement peu nombreux.

7º Sang d'une femme morte d'une maladie du foie : globules assez beaux, mais commençant à se déformer.

8º Sang d'un jeune homme mort d'une péritonite aiguë, traitée par les frictions mercurielles : globules très déformés.

9º Sang d'un jeune homme qui a succombé à la même maladie, traitée de la même manière : les globules ont perdu leur forme normale ; quelques-uns sont très gros.

Après avoir cité ces faits, M. Donné fait preuve d'une circonspection digne d'éloges, en ajoutant les réflexions suivantes : « Si l'on me demande, » dit-il, quelles conséquences je compte tirer de ces faits, je répondrai » que je me contente pour le moment de les signaler, sans les expliquer. » Je pourrai peut-être plus tard me permettre d'aller plus loin. »

qués plus haut peuvent seuls nous procurer une notion pleine et entière sur l'état anatomique de ces organes, en nous ouvrant, pour ainsi dire, leur profondeur ou leur intérieur.

L'ouverture des cadavres (inspection, examen, autopsie cadavérique, nécropsie, nécroscopie, etc.), est donc une condition indispensable, dans les cas même de maladie extérieure ; mais elle le devient, sur-tout dans ceux où la maladie occupe les viscères, lesquels sont trop profondément situés pour que nos sens puissent les atteindre. C'est par son moyen que nous levons, en quelque façon, le voile qui dérobe à nos sens les altérations dont ils sont le siége.

Je ne décrirai point ici, en détail, la manière dont il faut procéder à l'examen des cadavres. Je présenterai seulement sur cet objet les considérations générales suivantes : 1º il faut examiner avec l'attention la plus scrupuleuse les différentes parties, soit solides, soit liquides. C'est pour avoir négligé ce précepte, que long-temps après l'époque où l'on commença d'ouvrir les cadavres, les hommes les plus versés dans ce genre de recherches admirent, sous le titre d'*essentielles*, des maladies caractérisées par les altérations anatomiques les plus constantes. Citons à ce sujet le grand exemple des fièvres dites *essentielles*. N'est-ce pas depuis que l'on examine en quelque sorte tous les replis de l'organisation, depuis que le tube digestif, le système sanguin et le système nerveux en particulier, ont été soumis à une investigation attentive, n'est-ce pas, je le répète, depuis cette époque que tous les faits sont venus confirmer à l'envi le système de M. Broussais sur la non essentialité des maladies indiquées ?

Il est encore une précaution de la plus haute importance, qu'il ne faut jamais perdre de vue dans l'examen des cadavres : c'est de ne pas attribuer à la maladie qui a fait succomber le sujet, des lésions qui se seraient opérées après la mort, ou durant l'agonie, soit sous l'influence de certaines actions physiques, telles que la pesanteur, etc., soit sous l'influence de certaines actions chimiques, telles que la putréfaction commençante, etc. (1).

(1) On sait que les liquides, après la mort, s'accumulent dans les parties les plus déclives (de là des congestions, des rougeurs, des lividités en quelque sorte posthumes); que la putréfaction ramollit les tissus, augmente la liquidité du sang, etc. (de là des colorations par imbibition

Quelques détracteurs de l'anatomie pathologique ont puisé un de leurs principaux arguments contre l'utilité de cette science, dans l'impossibilité prétendue de distinguer les deux ordres de lésions que nous avons signalés. Ceux qui nieraient aujourd'hui les avantages de l'anatomie pathologique ne mériteraient pas l'honneur d'une réponse. L'argument mentionné ci-dessus avait, sans doute, plus de poids du temps de Morgagni, qui s'est appliqué à le réfuter, ainsi que quelques autres assez spécieux, au commencement du premier livre de son immortel ouvrage.

Je regrette de ne pouvoir insérer ici toute cette réfutation, qui est un chef-d'œuvre de raison, de bon sens et d'observation. Je me contenterai d'indiquer les objections de ces détracteurs (Morgagni les appelle : *Quosdam sciolos audaculos*), et la réponse de leur illustre réfutateur : « Solent hæc pretendere :
» posse aliqua esse in cadaveribus quæ in moribundis, aut post
» mortem sint facta; alia quæ non tam morbo, quam malæ cu-
» rationi sint imputanda; alia demum quæ morbi causæ non
» sint, sed effectus, sic, ut hi sæpenumero, non morbus, interi-
» mant. Quarum ego rerum nullam inficior. Sed idem aio, vix
» posse quempiam ab his rebus decipi, nisi si velit. »

Les sens ou l'observation ayant recueilli les innombrables faits, qui sont du ressort de l'anatomie pathologique, il s'agit ensuite de les classer, ce qui suppose qu'ils ont été rapprochés d'abord et comparés entre eux sous toutes les faces, pour que l'esprit puisse saisir leurs *communautés* et leurs *particularités*, leurs ressemblances et leurs différences. Plusieurs auteurs, tels que Marandel (*Essai sur les irritations*), Laennec, MM. Cruveilhier, Lobstein, Andral, etc., se sont occupés de cet important objet. Les uns, considérant les produits anormaux, indépendamment de la modification de l'action organique à laquelle ils doivent leur origine, les ont classés comme les minéralogistes et les botanistes classent les différents objets qu'ils étudient. D'autres, essayant de remonter à la *génération* même des altérations morbides, ont cherché dans la physiologie les fondements de leur distribution anatomico-pathologique. Au nombre de ces

cadavérique, des ramollissements de divers organes, tels que le cœur, les poumons, le foie, le cerveau, etc.).

derniers est M. Andral, dont nous allons rapporter ici la classification. Il partage en cinq sections toutes les altérations du corps
humain.

1re SECTION.
LÉSIONS de CIRCULATION.
- Augmentation de quantité du sang.
- Diminution de quantité du même liquide.

2e SECTION.
LÉSIONS de NUTRITION.
- Altération de l'arrangement des molécules. → Vices de conformation.
- — de leur nombre. → Augmentation → Hypertrophie. / Diminution → Atrophie. Ulcération.
- — de leur consistance. → Ramollissement. Induration.
- — de leur nature. → Transformations.

3e SECTION.
LÉSIONS de SÉCRÉTION.
- Altération de la quantité des matières sécrétées. → Augmentée → Épanchement. Flux. / Diminuée.
- — de leur situation. → Formation en un lieu insolite → En nature. / Transport en un lieu insolite → En éléments.
- — de leurs qualités. → Modification de composition de la sécrétion normale. / Sécrétion nouvelle.

4e SECTION.
LÉSIONS DU SANG.
- Lésions de ses propriétés physiques ; — de ses propriétés chimiques ; — de ses propriétés physiologiques. → Primitives. Consécutives.

5e SECTION.
LÉSIONS de L'INNERVATION.
- Primitives.
- Consécutives.

On peut dire qu'une classification sans défaut vaut seule un
long ouvrage : celle de M. Andral, bien que préférable, selon
moi, aux classfications qui l'ont précédée, n'est pas à l'abri de
toute espèce d'objections. En la citant, j'ai voulu montrer surtout
comment, en prenant la physiologie pour base, cet auteur avai
essayé de systématiser les diverses altérations anatomiques. Les
perfectionnements que subiront un jour les classifications phy-

siologiques elles-mêmes, en amèneront dans celles qui les prennent pour fondement.

La cinquième section de la classification de M. Andral comprend des lésions qui nous conduisent directement à l'examen des limites imposées à l'anatomie pathologique.

« Vouloir expliquer, dans l'état actuel de la science, dit
» M. Andral, tous les phénomènes physiologiques et patholo-
» giques, par une différence dans l'arrangement de la matière
» chez les êtres vivants, c'est, en beaucoup de circonstances, se
» placer dans l'hypothèse. Frappés de tout ce qu'il y avait d'in-
» suffisant et de conjectural dans cette explication, plusieurs
» auteurs admettent que, dans toute maladie, le premier mobile
» du désordre réside dans les forces mêmes qui dirigent les
» actes de toute molécule vivante, et dont les organes ne sem-
» blent être que les instruments. Puisque, chez l'homme, l'ac-
» complissement de ces actes paraît être sous la dépendance
» nécessaire du système nerveux, on peut, par hypothèse, re-
» garder, chez lui ce système, comme le siége et le dépositaire
» de la *force vitale*. Par hypothèse encore, on peut admettre,
» pour une plus commode explication des faits, que dans les
» centres nerveux se forme un fluide, qu'on appellera nerveux,
» vital, électro-vital, et qui représentera la force inconnue
» par laquelle ces centres tiennent sous leur dépendance tous
» les organes. Le mot d'*innervation* ne signifie autre chose que
» l'influence exercée par cette force, toutes les fois qu'un acte
» vital s'accomplit. Tantôt la lésion de l'innervation est suivie
» d'altérations sensibles à nos divers moyens physiques d'inves-
» tigation; tantôt cette lésion n'est suivie que d'un dérange-
» ment dans les actes mêmes ou dans les fonctions de l'organe.
» De là, souvent, une parfaite identité de symptômes, bien
» que les lésions découvertes par l'*anatomie* soient très diffé-
» rentes, ou que même *on n'en découvre aucune*. La lésion
» de l'innervation se traduit à nous par des phénomènes qu'on
» peut rapporter, 1° à une excitation de la force vitale; 2° à
» son abaissement au-dessous du type normal; 3° à sa perversion.
» On peut désigner ces trois espèces de lésions sous les noms
» d'*hyperdynamie*, d'*adynamie*, et d'*ataxie*. » (Tom. 1er,
pag. 570 à 573.)

On voit, par ce passage, que M. Andral admet l'existence de lésions qui ne tombent pas sous nos sens, bien qu'il les ait placées dans le domaine de l'anatomie pathologique. Quant à l'hypothèse qu'il imagine pour expliquer ce genre de lésions, j'ai avancé moi-même, ailleurs, qu'elle n'était pas plus inadmissible que celle adoptée par les physiciens pour expliquer les phénomènes électro-magnétiques. Au reste, je ne puis que répéter ici ce que j'ai dit dans ma dissertation sur les généralités de la physiologie. Là, après avoir déclaré que le mécanisme intime de l'action des centres nerveux me paraît aussi impénétrable que celui de la gravitation, de l'affinité, etc., j'ajoute : «Ainsi, en dernière analyse, nous ne pou-
» vons connaître autre chose que les phénomènes et les lois qui les
» régissent. Quant aux forces qu'on imagine pour expliquer les
» phénomènes de la science de la vie, ce n'est réellement que par
» une espèce de *foi physiologique*, et non d'après l'expérience,
» qu'on peut en admettre l'existence ; mais ce qu'il y a de bien
» certain, c'est qu'elles ne se révèlent à nous que sous l'apparence
» de l'organisation, et que la destruction de celle-ci entraîne
» celle de tous les actes dits vitaux. »

En somme, bien que l'on ne puisse concevoir aucune maladie sans une lésion quelconque de l'organisation, il n'en est pas moins trop vrai, que certaines lésions se dérobent, quant à présent, du moins, et se déroberont probablement toujours à nos moyens d'exploration (1).

Au reste, abstraction faite des lésions de l'*innervation*, quelque précieux que soient les résultats dont l'époque actuelle et les précédentes ont enrichi le trésor de l'anatomie pathologique, il reste encore une abondante moisson de découvertes à faire. Appliquons-nous sur-tout à pénétrer plus avant dans le siége des altérations anatomiques, et à les poursuivre, en quelque sorte, jusque dans leurs derniers retranchements, c'est-à-dire, jusque

---

(1) Qu'un malade, épuisé par la douleur, meure pendant une opération chirurgicale qui n'a entraîné qu'une perte de sang très légère, certaine-ment l'examen du cadavre ne vous montrera pas la cause anatomique de la mort. «Alors, dit M. Dupuytren, la sensibilité s'est épuisée, comme le sang s'épuise dans une hémorrhagie.» (*Essai d'un système général de zoo-nomie*, par M. Hipp. Royer-Collard, p. 113.)

dans les éléments les plus simples de l'organisation (c'est-là ce que M. Cruveilhier appelle heureusement l'*anatomie pathologique moléculaire*). N'oublions pas que, pour y parvenir, il faut multiplier sans cesse nos expériences et nos observations, et tâcher de perfectionner les instruments artificiels sans l'intervention desquels une foule de phénomènes échapperaient, par leur ténuité, à la puissance très bornée de nos sens. En grossissant les objets, les instruments suppléent, en quelque sorte, à l'imperfection de nos agens naturels d'observation, et en agrandissent la sphère d'activité. Solides, liquides, fluides gazeux, tout ce qui concourt à la composition du corps, est du ressort de l'investigation anatomique.

CHAPITRE SECOND.

DE L'APPLICATION DE LA MÉTHODE EXPÉRIMENTALE ET RATIONNELLE A LA CONNAISSANCE DES SYMPTÔMES *en général* (1). DES DIVERS PROCÉDÉS, SIMPLES OU ARTIFICIELS, EMPLOYÉS POUR RECUEILLIR LES SYMPTÔMES, ET DE L'ORDRE SUIVANT LEQUEL ILS DOIVENT ÊTRE EXAMINÉS; DE LEUR CLASSIFICATION; DE LEURS RAPPORTS AVEC LES LÉSIONS DES ORGANES.

Dans un travail tel que celui qui nous est imposé, il ne s'agit point d'un traité complet de symptomatologie. Ce ne sont pas des volumes, mais une simple dissertation générale qu'on exige de nous.

Je croirai donc avoir satisfait à la tâche qui nous est assignée, si, après avoir donné une définition des symptômes, je parviens à résoudre les problèmes suivants : 1° quels sont les moyens dont il convient de faire usage pour recueillir les différents symptômes, et d'après quel ordre faut-il procéder dans la recherche des symptômes ? 2° quelle est la classification la plus méthodique des divers symptômes ? 3° quelle relation peut-on établir entre les symptômes et les lésions des organes ?

(1) On a donné à cette partie de la clinique médicale qui traite des symptômes, les divers noms de symptomatologie, de séméiologie, de séméiotique, etc.

3.

ARTICLE PREMIER.

Définition des symptômes en général.

D'après les pathologistes les plus modernes, M. Chomel, en particulier, on doit entendre par *symptôme*, « tout chan- » gement perceptible aux sens, survenu dans quelque organe ou » dans quelque fonction, *et lié à l'existence d'une maladie* (1). Ajoutons cependant qu'il est des symptômes, tels que les diverses douleurs, les aberrations purement nerveuses en géné- ral, certains troubles des fonctions intellectuelles, etc., qui ne tombent point sous nos sens, et dont nous ne pouvons avoir con- naissance que par le témoignage des malades : ces derniers symp- tômes, pour nous servir du langage de l'école, sont sensibles pour le malade et non pour le médecin.

Quelques médecins désignent aujourd'hui les symptômes sous le nom de *caractères* de la maladie, qu'ils distinguent en *carac- tères anatomiques* et en *caractères physiologiques*, selon qu'ils indiquent une lésion dans les propriétés purement anatomiques des organes, ou bien une lésion dans les fonctions ou actions physiologiques de ces mêmes organes. C'est dans le même sens que d'autres se servent des mots *lésions anatomiques*, *lésions physiologiques*. Mais nous reviendrons plus loin sur ces dis- tinctions.

(1) M. Chomel distingue les symptômes, des phénomènes et des signes. « Tout acte, tout changement, dit-il, qui s'opère dans le corps sain ou » malade est un *phénomène*; mais le symptôme est toujours l'effet d'une » maladie. Le symptôme diffère du signe en ce que celui-ci suppose une » opération de l'esprit; tandis que le symptôme est une simple sensation. » Il est vrai que le jugement peut transformer en signes non seulement les symptômes, mais aussi les causes qui ont déterminé la maladie, les moyens thérapeutiques par lesquels on l'a combattue, etc., et que partant l'idée de signe est plus étendue que celle de symptôme. Néanmoins, dans le langage médical ordinaire, plusieurs auteurs, M. Laennec entre autres, emploient souvent indifféremment les mots symptômes et signes. Si cela nous arrive à nous-même, c'est qu'alors nous considérerons le symptôme comme signe, moins de la maladie étudiée dans sa nature interne, que des lésions maté- rielles, sensibles, par lesquelles cette maladie peut être caractérisée.

ARTICLE SECOND.

Comment ou par quelle voie avons-nous connaissance des symptômes, et d'après quel ordre doit-on procéder à leur recherche?

Les symptômes n'étant que des modifications survenues dans les conditions normales des divers éléments anatomiques dont l'ensemble constitue l'organisation, ou des fonctions dont la somme constitue la vie, c'est-à-dire l'organisation en action, il est clair comme le jour que la voie de l'observation est la seule par laquelle nous puissions arriver à la connaissance des symptômes. Or, les instruments de l'observation, ainsi que nous le savons, ne sont autres que nos sens, soit seuls, soit secondés par des instruments de l'art.

Examinons donc successivement et d'une manière générale, le rôle que joue chacun de nos sens dans l'investigation des symptômes.

§ Ier. *De l'inspection simple et artificielle, ou de l'action immédiate et médiate du sens de la vue. Des limites de ce mode d'exploration.* — C'est avec raison que l'œil a, dans tous les temps, été considéré comme le principal instrument de l'observation (1). C'est à lui que nous devons la plus grande partie des matériaux dont se compose le système symptomatologique. En effet, c'est par son intervention que nous connaissons les changements de quantité, de volume, de forme, de configuration, de coloration, de transparence ou d'opacité, d'étendue, de position, de direction, de mouvement, de continuité, etc., que peuvent éprouver les nombreux organes du corps, étudiés, soit dans les éléments solides, soit dans les éléments liquides dont le concours est nécessaire à toute organisation, comme à toute action organique. Or, prenez la somme des symptômes jusqu'ici décrits par les auteurs, retranchez-en tous ceux dont on doit pour ainsi dire l'acquisition au sens de la vue, et comptez ensuite ceux qui vous resteront.

(1) J.-J. Rousseau compare un philosophe observateur à un œil humain. Faire de l'œil le symbole de l'observation, c'est assez dire la grande part que prend ce sens dans cette importante fonction de la vie intellectuelle.

Peut-être ces derniers seront-ils moins nombreux que ceux dont vous aurez opéré la soustraction.

Toutefois, l'action du sens de la vue dans la recherche des symptômes est bornée. Et, d'abord, il est une foule d'organes, tous les viscères proprement dits, par exemple, qui échappent à sa portée. D'un autre côté, il ne nous fait connaître que la surface des organes lésés soumis à son exploration, et nous laisse dans une profonde obscurité sur les lésions de l'intérieur même de ces organes. Enfin, ils n'est guère permis de douter que si, dans quelques cas où, en même temps qu'il existe des lésions fonctionnelles, l'inspection ne nous montre aucun changement dans les organes affectés de ces lésions fonctionnelles, il faut en accuser uniquement la faiblesse de notre vue.

Nous venons de dire que plusieurs de nos organes étaient trop profondément placés pour que l'œil pût atteindre jusqu'à eux, et que dans les cas mêmes où il pouvait explorer les organes, il ne nous procurait pas la connaissance des changements ou modifications qui s'opèrent à l'intérieur de ces organes. Pour parvenir à cette connaissance, ainsi qu'à celle des lésions des organes profondément situés, il ne faudrait rien moins que faire l'ouverture des malades pendant leur vie, au lieu de la faire après leur mort (1). Nous verrons plus bas comment et par quelles légitimes inductions, on peut prévoir et deviner en quelque sorte les lésions des organes qui échappent non-seulement à l'action de l'œil, mais aussi à celle des autres sens. Ainsi donc, la connaissance des lésions des organes intérieurs n'est pas toujours une connaissance *posthume*, si j'ose ainsi parler, mais une connaissance que, grâce aux progrès de l'art du diagnostic, nous pouvons acquérir le plus souvent pendant la vie, et que par conséquent nous pouvons faire servir au bénéfice des malades.

Il nous reste à examiner les secours que la vue peut emprunter

---

(1) L'idée seule d'une telle opération sur l'homme serait un crime horrible. Mais il est des cas où la nature elle-même se charge de mettre à découvert certains organes naturellement cachés ; il en est d'autres où la main de la chirurgie, saintement cruelle, c'est-à-dire cruelle dans l'intérêt des malades, produit le même effet que quelques maladies. Enfin, on peut, au moyen d'expériences pratiquées sur les animaux, observer les lésions de divers organes intérieurs.

à l'art ; c'est-à-dire à exposer les procédés et les instruments dont l'œil peut avoir besoin pour augmenter sa portée.

Il est des cas où la simple lumière du jour ne suffit pas pour que l'œil puisse distinguer les modifications des parties à l'exploration desquelles il est appliqué. Il est alors nécessaire de recourir au secours de la lumière artificielle ; ceci est trop simple pour exiger des développements. D'autres fois, nous nous servons d'une lumière artificielle, non seulement pour mieux éclairer les objets, mais aussi pour nous assurer de la transparence ou de la non transparence de certaines matières. C'est ainsi, par exemple, que pour le diagnostic de l'hydrocèle, on place une bougie entre la main et la tumeur, et que le passage de la lumière à travers celle-ci démontre qu'elle est le résultat de l'accumulation d'une sérosité transparente dans la tunique vaginale, et non celui d'une induration du testicule lui-même, etc.

Les objets ou les phénomènes anormaux sont-ils d'une ténuité telle que l'œil les saisit à peine ; on peut, pour les étudier, emprunter le secours de la loupe ou du microscope. Toutefois il ne faut pas oublier que ce dernier instrument est fertile en illusions, même pour ceux qui ont l'habitude de le manier ; il ne faut donc s'en servir qu'avec une extrême circonspection, et savoir éliminer des résultats tout ce qui peut être étranger aux faits qu'on veut constater. Répétons ici avec le célèbre Haller : *Est in his omnibus experimentis lex, cujus neglectæ pœnas maximi aliquando viri luerunt : nullum unquam experimentum, administratio nulla, semel debet institui… Plurima sunt aliena, quæ se in experimenta immiscent : discedunt ea in repetendo, ideo quia aliena sunt, et pura supersunt, quæ ideo perpetuo similiter eveniunt, quod ex ipsa rei natura fluant.* (Haller, *Elem. physiol.*, præfat., pag. 5.)

J'ai parlé, dans un précédent article de cette dissertation, de quelques recherches microscopiques, faites par M. Donné sur les liquides de l'économie à l'état pathologique. Je n'y reviendrai point ici.

Pour terminer ce qui est relatif à la méthode de l'inspection, j'ajouterai que parmi les moyens qui peuvent seconder le sens de la vue, il ne faut pas passer sous silence l'instrument inventé par M. Récamier, sous le nom de *speculum uteri*, et par l'intermé-

diaire duquel on peut apercevoir des lésions qui, avant cette découverte, se dérobaient complétement à la vue. Peut-être l'ingénieuse idée de M. Récamier n'a-t-elle pas encore reçu toutes les
applications dont elle est susceptible.

§ II. *De l'auscultation ; soit immédiate, soit médiate. Importance de ce mode d'observation.* Cette méthode d'exploration
est une des plus précieuses conquêtes de notre époque médicale.
Il est vrai qu'on trouve dans Hippocrate les premiers rudiments
de l'auscultation immédiate (1). Mais à l'illustre auteur de l'auscultation médiate était réservée la gloire de féconder l'idée du
père de la médecine, et de nous créer, en quelque sorte, un
nouveau sens médical (2).

(1) C'est M. Laennec, lui-même, qui, le premier, a signalé le passage du
traité *de morbis*, dans lequel Hippocrate recommande l'auscultation immédiate, comme un moyen propre à faire distinguer l'hydrothorax simple, des
épanchements purulents. « Vous connaîtrez, dit Hippocrate, que la poi-
» trine contient de l'eau et non du pus, si, en appliquant l'oreille pendant
» un certain temps sur les côtés, vous entendez un bruit semblable au fré-
» missement du vinaigre bouillant. » M. Laennec a soin de faire remarquer
que cette assertion est erronée, et il ajoute qu'il est probable que le bruit
entendu par Hippocrate était celui de la respiration, mêlé d'un peu de râle
crépitant, dernière assertion qu'il n'est pas facile de vérifier.

Corvisart dit avoir entendu plusieurs fois les battements du cœur, *en
écoutant très près de la poitrine* (*Essai sur les Maladies du cœur*, pag. 396,
troisième édit.) M. Laennec rapporte aussi qu'à l'époque où il suivait la
clinique de Corvisart avec Bayle, celui-ci appliquait quelquefois l'oreille
sur la région précordiale pour étudier les battements du cœur.

(2) Personne n'ignore qu'il est, en médecine et en chirurgie, des phénomènes autres que ceux découverts par M. Laennec, dont la connaissance
nous est fournie par l'ouïe. C'est par son secours, en effet, que nous étudions
toutes les modifications que la voix et la parole ont pu éprouver dans les
diverses maladies, soit que ces maladies affectent les organes de la voix et
de la parole eux-mêmes, soit que l'affection de ces organes ne se manifeste
que secondairement ou sympathiquement. Ce ne sont pas, en effet, les recherches de M. Laennec, qui nous ont appris, les premières, que la voix
était rauque et sifflante dans le croup, nulle dans la paralysie des muscles du
larynx, semblable au cri de divers animaux dans certaines névroses (cynan-
thropie, lycanthropie) ; que la parole était nulle dans certaines affections
cérébrales, affaiblie, tremblante, bégayante, etc., dans d'autres. Avant les

On trouvera dans l'ouvrage de M. Laennec un parallèle entre l'auscultation *médiate* et l'auscultation *immédiate*. Nous ne le reproduirons point ici. Nous dirons seulement qu'il est généralement reconnu aujourd'hui par les observateurs les plus distingués, que M. Laennec s'était d'abord exagéré l'importance de son stéthoscope. L'auscultation simple ou immédiate, à l'exception d'un très petit nombre de cas, peut être avantageusement substituée à l'auscultation médiate, ou par l'intermède du cylindre inventé par M. Laennec. C'est par les faits qu'il a découverts au moyen de l'auscultation, appliquée au diagnostic des maladies des poumons et du cœur, et non par l'invention du stéthoscope, que M. Laennec s'est immortalisé.

Quoiqu'il en soit, depuis que cet illustre observateur a conçu l'heureuse idée d'appliquer la méthode que nous examinons ici au diagnostic d'une foule de maladies, le sens de l'ouïe partage, avec celui de la vue et du toucher, l'avantage d'être compté parmi les instruments les plus précieux de nos connaissances symptomatologiques. Ce sens, dans quelques cas, remplace, en quelque sorte, les deux derniers : c'est ainsi que, dans les maladies des poumons et du cœur, l'oreille *voyant*, *touchant*, s'il est permis de se servir de ces expressions, et ces organes et leurs mouvements, recueille, au moyen d'un examen attentif, des signes qui, comme l'a dit M. Laennec, rendent le diagnostic des maladies dont il s'agit, aussi sûr que celui des maladies chirurgicales, et donnent un heureux démenti à la triste exclamation de l'illustre Baglivi sur la difficulté de reconnaître les maladies des poumons (1).

Je diviserai en deux articles ce que j'ai à dire sur les symptômes fournis par le sens de l'ouïe. Dans le premier, je traiterai de l'auscultation proprement dite ; je m'occuperai, dans le second, des symptômes fournis par le sens de l'ouïe, aidé tantôt

beaux travaux de M. Laennec, notre oreille nous avait appris à reconnaître la crépitation dans les fractures, etc., etc.

Nous n'avons pas cru devoir insister ici sur ces notions qu'il était bon cependant d'indiquer.

(1) O quantùm difficile morbos pulmonum curare ! o quanto difficilius eos dignoscere !

du choc ou de la *percussion* proprement dite, tantôt de la *succussion*.

A. *De l'auscultation.* Les vérités découvertes par ce mode d'exploration sont aujourd'hui tellement connues des médecins et, pour ainsi dire, tellement populaires, qu'à peine si j'ose rappeler brièvement ici les principales. Qui ne sait, en effet, que la respiration caverneuse et la *pectoriloquie* se rencontrent quand il existe une ou plusieurs excavations tuberculeuses dans la substance du poumon ? Que la *bronchophonie*, le *râle crépitant*, la *diminution ou l'absence complète de la respiration vésiculaire*, le *souffle bronchique*, sont autant de phénomènes que l'on observe dans le cours de la péripneumonie ? que l'*égophonie* se manifeste dans une pleurésie avec épanchement médiocre (1), et l'absence complète de la respiration vésiculaire dans les cas où l'inflammation de la plèvre a été suivie d'un épanchement tellement abondant, que le poumon en est complètement affaissé ? que les diverses espèces de *râle muqueux* ont lieu chez les individus dont les bronches contiennent une quantité plus ou moins considérable de mucosités ? que le *râle sonore, sec, ronflant, roucoulant, etc.*, a lieu dans les cas où les tuyaux bronchiques se trouvent rétrécis, soit par le gonflement dont peut-être le siège la membrane interne des voies respiratoires dans une bronchite commençante, soit par toute autre cause propre à déterminer le même effet ? que le *tintement métallique*, le *bourdonnement amphorique*, sont des phénomènes que l'on observe dans les cas où il existe à la fois dans la cavité de la plèvre un épanchement liquide et un épanchement gazeux, et communication de cette cavité avec les bronches, au moyen d'un conduit fistuleux ; comme il arrive quelquefois à la suite d'une excavation tubercu-

(1) C'est là l'opinion de M. Laennec. Je ne conteste pas le rôle que, pour expliquer le mécanisme de l'égophonie, cet habile observateur fait jouer à la couche mince de liquide qui peut exister dans la pleurésie commençante. Mais je crois que M. Laennec n'a pas tenu un compte suffisant de l'état du poumon dans tous les cas où l'on observe l'égophonie. Il me semble, d'après les faits qui me sont propres, que l'induration ou l'hépatisation commençante du poumon est une des principales conditions nécessaires à la manifestation complète de l'égophonie, signe qu'il n'est, d'ailleurs, pas toujours aisé de bien distinguer de la bronchophonie.

leuse, d'un abcès du poumon, ou d'une destruction gangréneuse de quelque portion du même organe (1)? qu'un bruit de frottement plus ou moins fort a lieu entre les surfaces correspondantes de la plèvre, 1° lorsqu'il existe un emphysème pulmonaire (soit qu'il consiste en une dilatation considérable d'un plus ou moins grand nombre de cellules bronchiques ou d'un épanchement d'air dans le tissu cellulaire interlobulaire ou sous-pleural (2)); 2° lorsqu'il existe un état inflammatoire de la plèvre qui, en couvrant sa surface de fausses membranes inégales, rend le glissement réciproque des feuillets costal et pulmonaire l'un sur l'autre plus difficile; 3° lorsqu'à la suite d'une pleurésie chronique, sans adhérence entre les feuillets opposés de la plèvre, la surface de cette membrane est parsemée de plaques ou d'incrustations qui la rendent inégale et rugueuse (3)?

C'en est assez sur la méthode de l'auscultation appliquée à la recherche des symptômes dans les affections des organes respiratoires. Jetons maintenant un coup d'œil sur cette même méthode appliquée à l'investigation des symptômes des maladies du cœur

---

(1). Le tintement métallique se rencontre encore dans les cas où une vaste excavation tuberculeuse contient à la fois de l'air et une certaine quantité de matière tuberculeuse liquide. On conçoit que dans tous les cas indiqués, le tintement n'a lieu qu'autant que le malade respire, tousse ou parle. Mais le même phénomène peut se produire, indépendamment de la voix, de la toux et de la respiration, et dans les cas où il n'existe aucune communication fistuleuse entre la cavité de la plèvre et les bronches. Voici dans quelle circonstance : lorsque l'on fait mettre sur son séant un individu attaqué de pneumo-thorax avec épanchement liquide, il arrive quelquefois, ainsi que M. Laennec l'a observé, qu'une goutte restée au haut de la poitrine, tombe au moment où l'on explore le côté malade, et détermine un tintement métallique très évident. Nous parlerons plus loin d'une autre espèce de tintement produit par la percussion.

(2) C'est dans ce cas qu'on observe aussi *le râle crépitant sec à grosses bulles.*

(3) Il est juste de dire que M. Laennec a, le premier, indiqué le phénomène qui nous occupe, auquel il a donné le nom de *frottement ascendant et descendant.* Néanmoins, les recherches de M. Reynaud ont répandu un jour nouveau sur ce point de la science, comme on pourra s'en convaincre en lisant les faits et les réflexions qu'il a publiés à ce sujet dans les tomes v° et vii° du *Journal Hebdomadaire* de médecine.

et des gros vaisseaux. Or, considérée sous ce nouveau point de vue, l'auscultation est encore une source féconde de lumières. Et, pour ne parler ici que des faits les plus saillants, le bruit de soufflet, de lime ou de râpe que l'on entend, lorsque quelqu'un des orifices du cœur est rétréci par suite d'une induration cartilagineuse ou osseuse des valvules qui bordent ces orifices (1); les battements énormes que l'on entend en auscultant certaines tumeurs anévrysmales de l'aorte, constituent assurément des phénomènes dont il importe de tenir compte dans le diagnostic des maladies indiquées. Dans cette variété de l'anévrysme chirurgical, connue sous le nom de varice anévrysmale, d'anévrysme variqueux, le bruit que fait le sang artériel en pénétrant dans la veine, à la faveur de la communication anormale qui existe entre elle et l'artère qui lui est accolée, n'est-il pas un symptôme dont il est bon de prendre note?

Je ne crois pas pouvoir m'empêcher de dire ici quelques mots de l'application de la méthode de l'auscultation à l'étude de la grossesse. C'est à M. Kergaradec qu'est due l'heureuse idée de cette application. A partir du quatrième mois environ de la grossesse, jusqu'au terme de cet état, si l'on ausculte l'abdomen dans la région correspondante à l'utérus, on entend distinctement le bruit des battements du cœur du fœtus d'une part, et d'autre part un bruit différent, simple, tandis que le premier est double, isochrône au pouls de la mère, tandis que celui dû aux battements du cœur du fœtus est infiniment plus rapide. (J'ai compté jusqu'à 170, 180 pulsations du cœur du fœtus.) Le battement simple dont il est ici question, est accompagné d'un *souffle* plus ou moins marqué. M. Kergaradec lui a donné le nom de bruit *pla-*

(1) Je n'ignore pas que le bruit de soufflet peut être entendu dans les cas où il n'existe point de rétrécissement des orifices du cœur. On sait aussi, et les dernières recherches de M. Laennec ont sur-tout contribué à mettre ce fait hors de doute; on sait, dis-je, que le bruit de soufflet se fait entendre dans certaines circonstances, lorsqu'on ausculte divers troncs artériels où il n'existe aucune lésion dite organique. M. Laennec attribue au *spasme* le bruit de soufflet qui se manifeste dans les circonstances dont il s'agit. Sans vouloir hasarder ici une nouvelle explication du fait, je me contenterai de dire que M. Laennec me paraît avoir un peu exagéré le rôle que joue le *spasme* dans le mécanisme de sa production.

centaire, parce qu'il en place le siége dans le placenta ou dans la partie de la matrice où s'implante ce placenta (1). Quoi qu'il en soit de cette opinion, rien n'est plus facile à constater que l'existence de ce bruit, et, comme l'a déjà dit M. Laennec, c'est évidemment un battement artériel avec *bruit de soufflet*. J'ai, pour ma part, observé un grand nombre de fois les nouveaux signes de grossesse découverts par M. Kergaradec, et, si l'espace et la nature de ce travail me le permettaient, je rapporterais quelques faits intéressants sur cette matière. Disons seulement que, le plus souvent, le bruit de soufflet se fait entendre dans le côté opposé à celui où l'on distingue les battements du cœur du fœtus.

Il est encore d'autres cas dans lesquels l'auscultation nous fournit des documents symptômatiques plus ou moins importants. Voici des exemples à l'appui de cette assertion :

M. Lisfranc, dans ces derniers temps, ayant eu l'idée d'employer l'auscultation médiate pour s'assurer de l'existence de la crépitation dans les fractures, est arrivé à des faits plus précis que ceux que l'on possédait auparavant sur ce sujet. Le même chirurgien a également reconnu que l'auscultation pouvait fournir des renseignements utiles sur la présence des calculs dans la vessie, et propres à faire distinguer ces calculs de quelques autres productions développées dans la vessie, les fongus de cet organe, entre autres. (On sait que le célèbre Desault, lui-même, a pris une fois une tumeur de ce genre pour un calcul.)

« Lorsque la vessie contient un calcul, dit M. Laennec, si l'on » applique le stéthoscope sur le sacrum ou sur le pubis, pendant » qu'un aide promène le cathéter dans la vessie, on entendra » le choc de cet instrument sur le calcul, et dans les cas les plus » obscurs, la sensation en sera tout aussi évidente que le serait » en plein air le bruit donné par un coup beaucoup plus fort, » porté avec la sonde sur une pierre. »

L'application de l'auscultation au diagnostic des calculs vésicaux ne serait pas d'une médiocre importance, s'il fallait prendre à la lettre le passage suivant de l'ouvrage de M. Laennec : « le ca-» thétérisme est, sans contredit, un excellent moyen de constater

______

(1) M. Laennec pense que ce bruit est donné par la branche artérielle qui sert principalement à la nutrition du placenta.

» l'existence d'un calcul dans la vessie : cependant la sensa-
» tion que donne le choc du cathéter contre la pierre est quel-
» que fois douteuse ; il n'est arrivé que trop souvent aux plus
» habiles chirurgiens de tailler des malades qui n'avaient pas de
» pierre, et il est peu d'années que ce malheur n'arrive encore
» dans quelqu'une des capitales de l'Europe. *On peut affirmer*
» *qu'il n'arrivera plus, au moins aux chirurgiens qui, dans les*
» *cas douteux, ne se décideront à opérer qu'après avoir*
» *exploré à l'aide du stéthoscope.* « (*Traité de l'auscult.*,
tome 1er, pag. 121-22, 2e édit.)

M. Laennec pense aussi que l'on peut, avec succès, appliquer la
méthode de l'auscultation médiate au diagnostic des maladies
de la caisse du tympan, de la trompe d'Eustache et des fosses nasales. Quelques faits rapportés dans son ouvrage tendent, en
effet, à confirmer cette opinion. Il croit également que « l'ap-
» plication du stéthoscope pourra faire reconnaître les abcès du
» foie, et les kystes hydatiques formés dans ce viscère, lors-
» qu'ils viendront à s'ouvrir, soit dans l'estomac ou les intestins,
» soit dans le poumon. Dans les deux premiers cas, en pressant
» l'abdomen dans la portion molle de l'hypocondre droit, on
» obtiendra *probablement* un gargouillement manifeste, dû à
» l'introduction des gaz intestinaux dans l'excavation du foie.
» Dans le cas de communication fistuleuse de l'abcès du foie
» avec les bronches, on obtiendra la toux et la respiration ca-
» verneuse, la râle de même nature, peut-être même la trans-
» mission de la voix à travers le tube du cylindre, et si l'excava-
» tion était très vaste, le tintement métallique. » (*Traité de*
/ » *l'auscultation médiate,* 2e éd., tome 1er, pag. 124.)

Mais voilà bien assez de détails pour une dissertation qui doit
rouler sur de simples généralités. L'importance et la nouveauté
du sujet nous feront pardonner la longueur que nous avons
donnée à l'exposition de divers signes fournis par la méthode de
l'auscultation. Quant au mode de son application, il s'apprend
facilement par l'exercice, et ce serait abuser de la patience de nos
lecteurs que de nous en occuper ici. Hâtons-nous donc de passer à
ces méthodes d'exploration qui sont connues sous les noms de *per-*
cussion et de succussion.

B. *De la percussion, soit* immédiate, *soit* médiate, *et de la succussion.* — L'auscultation est encore un des éléments des méthodes que nous allons examiner; mais comme l'oreille ne peut ici nous servir qu'autant que, par un procédé particulier, nous avons déterminé les bruits ou sons qu'il s'agit de constater, c'est de cette dernière circonstance que ces méthodes tirent leur nom. Dans quelques cas aussi, la percussion nous procure des notions sans l'intermédiaire de l'ouïe ou de l'auscultation. Ainsi, par exemple, lorsqu'un chirurgien, au moyen du cathétérisme, reconnaît la présence d'un corps étranger dans la vessie, et qu'il le choque avec la sonde pour essayer d'en déterminer la nature, ce n'est souvent que par la sensation de ce choc, transmise à la main au moyen de la sonde, qu'il juge de cette nature. Dans ce procédé, sur lequel nous reviendrons à l'article du *Toucher*, l'observateur entend, pour ainsi dire, avec sa main. Nous avons vu, d'ailleurs, plus haut comment l'auscultation peut être appliquée aux cas de ce genre.

Considérée sous le point de vue médical ou de la clinique interne, la percussion est une méthode de date assez récente; mais c'est une méthode fort ancienne que la percussion en chirurgie. Nous venons de citer tout-à-l'heure un des cas où la percussion *chirurgicale* (qu'on me permette cette expression abréviative), peut être employée avec avantage. Il est une multitude d'autres cas où, suivant M. Laennec, l'obscurité de la sensation, fournie par le choc de la sonde du chirurgien, peut cesser à l'aide du stéthoscope, appliqué au voisinage du point où on la dirige, et, entre autres, dans les cas de corps étrangers introduits dans l'oreille, les fosses nasales, le pharynx, l'œsophage, le rectum, etc. M. Laennec ne doute pas que dans les plaies d'armes à feu en particulier, « les » bruits différents donnés par le choc de la sonde contre une » balle, une pointe d'épée, un éclat d'obus, placés profondé- » ment auprès d'un os, ou implantés dans sa substance, ne fassent » reconnaître ces corps étrangers beaucoup plus facilement que » la sensation transmise à la main par la sonde. »

La méthode de la percussion fournit encore d'importantes lumières au diagnostic de certaines maladies du système osseux, telles que la nécrose, la carie, etc.

Mais il est temps d'arriver à la percussion appliquée aux maladies qui rentrent spécialement dans le domaine de la clinique médicale.

L'idée d'appliquer la méthode de la percussion à l'exploration des maladies des organes contenus dans le thorax, paraît si simple, au premier abord, qu'on est étonné d'apprendre que la découverte de cette méthode ne date pas encore d'un siècle. Personne n'ignore que l'honneur de cette belle découverte appartient à Avenbrugger, médecin de Vienne. Après sept années de recherches laborieuses et rebutantes (*inter labores et tædia*), comme il le dit lui-même, il publia sur son sujet une brochure de cent pages. « Pour prix d'une aussi belle découverte, il n'obtint qu'une » mention de Van-Swiéten et de Stoll, laquelle ne fixa pas sur lui » l'attention de ses contemporains (1), et il mourut peut-être sans » se douter de l'importance que devaient acquérir ses recher- ches. » (Laennec, *Auscult. méd.*, t. 1ᵉʳ, p. 27.)

Après avoir été ensevelie, pendant trente ans, dans un oubli presque complet, la méthode d'Avenbrugger eut, par une sorte de compensation, l'avantage d'être appréciée à sa juste valeur par notre Corvisart qui l'inventa, pour ainsi dire, une seconde fois, en la faisant reconnaître et adopter par toute l'Europe, sans en excepter la patrie même de son premier inventeur, et en accompagnant la traduction de l'ouvrage d'Avenbrugger » de commentaires nombreux et étendus dont le mérite l'em- » porte souvent sur celui de l'ouvrage lui-même. Il n'aurait » tenu qu'à Corvisart de s'élever au rang d'auteur, en refondant » l'œuvre d'Avenbrugger, et en publiant un ouvrage nouveau » sur la percussion. *Mais, par ce moyen,* dit Corvisart, *je sa-* » *crifiais le nom d'Avenbrugger à ma vanité. Je ne l'ai pas* » *voulu; c'est lui, c'est sa belle et légitime découverte que j'ai* » *voulu faire revivre* ». (Éloge de Corvisart par M. Dupuytren.)

Avenbrugger, comme l'annonce le titre de son ouvrage (*Nouvelle méthode pour reconnaître les maladies internes de la poitrine par la percussion des parois de cette cavité*), Avenbrugger, dis-je, n'avait appliqué la percussion qu'au diagnostic des maladies de la poitrine. Plus récemment, le champ de cette méthode d'observation s'est agrandi, et, sous ce rapport, la science du diagnostic doit beaucoup à notre honorable confrère M. Piorry.

(1) Il aurait donc pu adresser à son époque le reproche que Tacite adressait à la sienne en écrivant la vie d'Agricola : *Nostra ætas oblivai suorum.*

Cet observateur distingué ne s'est pas borné, en effet, à modifier la méthode de la percussion elle-même, en inventant le *plessimètre* ou le procédé de la percussion médiate ; ce qui donne sur-tout une importance bien réelle aux recherches de M. Piorry, c'est qu'il a étendu l'application de la méthode de la percussion au diagnostic d'un grand nombre de maladies des organes abdominaux et de quelques affections extérieures ou chirurgicales. En nous exprimant ainsi, nous ne faisons que traduire, en quelque sorte, la propre opinion de l'inventeur de la percussion médiate, témoin le passage suivant de l'ouvrage où ce médecin a décrit son procédé : « J'attache bien plus de prix, dit-il, à mes » travaux sur la méthode de la percussion en général, qu'au » *plessimètre lui-même* ». (Avant-propos, p. 17.)

Après ces considérations préliminaires, il me reste maintenant à caractériser, d'une manière générale, les symptômes fournis par la méthode de la percussion, *soit immédiate, soit médiate*. Or ils consistent tous, quelque nombreux qu'ils soient, dans une modification du son que rendent normalement les parties percutées, soit que leur sonoréité ait augmenté, comme cela a lieu, par exemple, quand on percute les parois pectorales d'un individu affecté de pneumo-thorax ou d'emphysème pulmonaire considérable ; soit que cette sonoréité ait diminué (*matité*), comme il arrive quand on percute les parois indiquées, dans les cas d'épanchement séreux, purulent ou sanguin au sein de la cavité du thorax, dans le cas d'hépatisation du poumon, etc. ; soit enfin que les parties percutées rendent un son qui ne diffère pas seulement en intensité de celui que les parties rendent normalement, mais qui s'en distingue encore par son timbre : tel est, par exemple, le bruit de pot fêlé ou le tintement métallique qu'on obtient en percutant le thorax dans un point correspondant à une vaste excavation tuberculeuse, etc.

Ce serait m'engager dans des détails infinis et incompatibles avec la nature de cette dissertation, que de m'occuper de la percussion appliquée à l'examen de chacun des nombreux organes en particulier. C'est, d'ailleurs, un travail que l'on trouve tout fait dans plusieurs ouvrages récents, et principalement dans celui de M. Piorry.

La succussion, méthode employée par Hippocrate, et qui

consiste à secouer brusquement et assez fortement le corps des malades, détermine un bruit de gargouillement dans la poitrine des individus atteints d'hydro-pneumo-thorax, ainsi que dans l'abdomen de ceux dont l'estomac ou les intestins renferment à la fois des gaz et des liquides en assez grande abondance, etc.

§ III. *Du toucher ou de la palpation*, soit immédiate, *soit* médiate. La main, organe du toucher, est un sens dont le médecin et le chirurgien retirent d'innombrables avantages. Le premier en fait un usage pour ainsi dire journalier, ne fût-ce qu'en *tâtant* le pouls de ses malades, en palpant les diverses régions de l'extérieur du corps, etc. Cette méthode d'exploration nous instruit des changements de forme, de température, de poids, de consistance, de sécheresse ou d'humidité, de volume, etc., des parties malades.

La main agit souvent à la fois comme sens et comme instrument mécanique. C'est ce qui a lieu, par exemple, dans la percussion elle-même (1).

Que de symptômes ne recueille pas la main appliquée à l'examen d'une foule de maladies chirurgicales, telles que les tumeurs diverses, les déplacements des parties dures (comme dans les fractures et les luxations), des parties molles (comme dans les hernies), les affections organiques du rectum et de l'utérus, etc., etc.! On peut vraiment dire que, danc un bon nombre de cas, l'œil du chirurgien est, si l'on ose parler ainsi, au bout de sa main.

Mais il existe plusieurs maladies qui ne sont pas accessibles à la

(1) La *pression* est un mode d'exploration fréquemment usité en clinique médicale. C'est au moyen de ce procédé que l'on reconnaît, par exemple, la présence de certaines tumeurs, plus ou moins profondément cachées dans l'intérieur de la cavité abdominale.

Bichat avait eu la pensée d'appliquer au diagnostic de certaines maladies du thorax, la *pression abdominale*, exercée de manière à refouler fortement les hypochondres de bas en haut. Il croyait que les différents degrés d'angoisse et de suffocation qui en résulteraient, selon qu'il existerait un épanchement dans les plèvres, une péripneumonie, etc., pourraient fournir des données au diagnostic différentiel de ces maladies. M. Laennec nous paraît avoir eu raison de dire que la *pression abdominale* est une idée malheureuse échappée à un beau génie.

main nue, qui échappent au toucher *immédiat*. Dans quelques cas, on peut les atteindre au moyen du toucher *médiat*, c'est-à-dire en armant sa main d'un instrument approprié. Les connaissances que l'on acquiert par ce mode d'exploration sont aussi nombreuses qu'importantes. Les différentes espèces de *cathétérisme* rentrent dans ce mode d'exploration. Enlevez la sonde à la main du chirurgien, et voyez ce que deviendra le diagnostic des corps étrangers renfermés dans divers organes creux, tels que la vessie, l'urèthre, etc.; celui des rétrécissements ou autres lésions mécaniques de ces mêmes organes, etc., etc.

Si l'espace nous le permettait, nous prouverions, par une foule d'exemples et de détails, que l'exploration par le toucher est une source aussi féconde que précieuse de lumières pour le diagnostic.

§ IV. *De l'exploration au moyen de l'odoration et de la gustation.* Ces deux méthodes d'exploration nous procurent assurément un nombre de connaissances symptomatiques infiniment moins considérable que ne le font les précédentes méthodes. Nous devons néanmoins recourir, dans plusieurs cas, à leur utile secours. L'odeur que répandent, par exemple, les affections gangréneuses, soit extérieures, soit intérieures, comme la gangrène du poumon, ne constituent-elles pas un caractère en quelque sorte pathognomonique de ces affections, etc.?

§ V. *De la mensuration, de la pondération, de la numération*, employées comme procédés d'exploration. La mensuration est une méthode au moyen de laquelle nous nous assurons, d'une manière positive et *géométrique*, du changement de volume de certains organes. C'est ainsi, par exemple, que pour déterminer la dilatation d'un des côtés de la poitrine dans un cas d'épanchement, on prend la mesure de ce côté, pour la comparer ensuite avec celle du côté sain. Dans un grand nombre de maladies chirurgicales, le procédé de la mensuration fournit des symptômes importants; dans la fracture du col du fémur, par exemple, dans la luxation de cet os (soit celle produite par une violence mécanique, soit celle consécutive à une carie de l'articulation coxo-fémorale), la considération de l'allongement ou du raccourcissement du membre, est un point qu'il ne faut pas négliger. Au reste, la méthode de la mensuration comprend elle-même-divers procédés, dont nous croyons pouvoir nous abstenir de faire la description.

La méthode de la *pondération* est plus usitée en chirurgie qu'en médecine. Pour distinguer certaines tumeurs les unes des autres, la connaissance de leur poids relatif est une donnée quelquefois précieuse. (En médecine légale, en anatomie pathologique, la méthode de la *pondération* trouve de nombreuses et utiles applications.)

Enfin, sans la *numération*, comment pourrions-nous constater la lenteur ou la fréquence des battements du cœur et partant du *pouls*, le ralentissement ou l'accélération des mouvements respiratoires, etc.?

Pour terminer cet article, je n'ai plus qu'à indiquer l'ordre à suivre dans l'exploration des symptômes. Or, il est évident que l'ordre physiologique, je veux dire l'examen successif de chaque appareil fonctionnel en particulier, est celui qui mérite la préférence. Étudier les symptômes *à capite ad calcem*, ou bien en suivant la disposition *topographique* des parties, est un procédé justement abandonné. Ainsi donc, examiner tour à tour les diverses fonctions et leurs appareils, la digestion et l'appareil digestif, la respiration et ses agents, la circulation et ses divers organes, etc. etc.; tel est l'ordre d'après lequel on doit procéder à l'investigation des symptômes.

ARTICLE TROISIÈME.

Classification des symptômes ; de leur rapport avec les lésions des organes.

Je n'entends parler ici que de la classification logique et philosophique des symptômes, c'est-à-dire de celle qui doit reposer sur leur différence de nature. Il serait oiseux de s'occuper d'une foule d'autres distinctions (symptômes précurseurs, concomitants, primitifs, consécutifs, locaux, généraux, etc.), sur lesquels nos auteurs classiques se sont longuement appesantis. Des pathologistes modernes, qui ont traité d'une manière générale des symptômes, signalent l'importance d'une classification philosophique de ces symptômes, citent quelques essais qui ont été faits à ce sujet, les rejettent, puis passent outre, sans rien mettre à la place de ce qu'ils ont critiqué.

L'une des principales bases d'une classification philosophique des symptômes, consiste en ce que les uns, ainsi que nous l'avons vu précédemment, se révèlent à nous sous une forme purement physique ou anatomique et, en quelque sorte *statique*, *passive*, (tels sont les divers changements de couleur, de forme, de situation, de contiguïté ou de continuité, etc.), tandis que les autres apparaissent sous une forme *active* ou *dynamique*, et constituent une modification de la fonction ou de l'action physiologique départie aux divers organes ou appareils (ainsi les mouvements des diverses parties, les sensations, les fonctions intellectuelles, etc., peuvent être troublés de diverses manières).

C'est d'après cette considération que Bayle avait divisé les symptômes en physiques et en vitaux (sous le premier nom, il comprenait ceux qui consistent en un changement appréciable survenu dans les organes et persistant après la mort, tandis que le nom de symptômes vitaux lui servait à désigner ceux qui dépendent seulement d'un dérangement des fonctions, sans lésion sensible dans la disposition des organes, et disparaissant complètement avec la vie).

La distinction précédente étant établie, il s'agirait ensuite de déterminer les espèces comprises dans chacune des deux catégories qui la forment.

Quant à la première catégorie (symptômes caractérisés par un changement survenu dans les conditions purement *statiques* des organes), nous en avons traité dans notre chapitre premier.

La seconde classe de symptômes, celle qui consiste en une lésion dynamique ou vitale, pour parler le langage ordinaire, comprend trois ordres distincts, caractérisés ; le premier par une augmentation de l'action physiologique propre à chaque organe, considérée soit sous le rapport de son intensité ; soit sous le rapport de sa rapidité ; le second par une diminution ou une complète abolition de cette action ; le troisième enfin par l'irrégularité de cette même fonction. Les douleurs, les convulsions appartiennent au premier ordre ; l'insensibilité, la paralysie du mouvement se placent dans le second ; et dans le troisième on peut ranger 1.º les mouvements bizarres et déréglés qui ont lieu dans quelques affections morbides, la chorée, par exemple, 2.º le désordre, le défaut d'enchaînement, l'incohérence dans les idées, qui se manifestent chez certains individus atteints d'aliénation mentale, etc.

Ces trois ordres de symptômes ont fourni à M. Andral sa division des lésions de l'innervation, en *hyperdynamie, adynamie* et *ataxie.*

Dans le plus grand nombre de maladies, on observe à la fois les deux classes de symptômes dont il s'agit. Leur combinaison a lieu, par exemple, dans celles qu'on désigne sous le nom de phlegmasies. Frappés de cette coïncidence, quelques pathologistes ont cru pouvoir expliquer *complétement*, et dans tous les cas, les lésions dites vitales ou dynamiques par les lésions anatomiques apparentes avec lesquelles elles coïncidaient.

Mais, pour que cette théorie ne fût susceptible d'aucune objection, il faudrait que les lésions fonctionnelles ne pussent jamais se rencontrer qu'autant qu'elles seraient accompagnées de lésions anatomiques appréciables. Or, il est des faits, heureusement assez rares, qui ne s'accordent point avec cette hypothèse.

Quoiqu'il en soit, cette discussion nous a fourni les données nécessaires à la solution du problème si souvent agité, savoir la détermination des rapports qui existent entre les symptômes et les altérations anatomiques. Remarquons d'abord que la question est mal posée : en effet, nous venons de voir que les lésions anatomiques elles-mêmes constituent une classe particulière de symptômes ; or, il serait absurde de demander quel rapport il existe entre des symptômes et des symptômes, sans spécifier ni les uns ni les autres. Le problème proposé se réduit donc à ceci : Quel rapport existe-t-il entre les lésions des fonctions physiologiques et les altérations des conditions anatomiques de nos organes ? Hé bien, il résulte de ce que nous avons dit précédemment que, s'il est vrai que l'on observe parfois des lésions fonctionnelles sans lésions anatomiques appréciables, il n'en est pas moins constant que le plus ordinairement les lésions du premier ordre sont l'effet, la conséquence de celles du second. C'est ainsi qu'une oblitération des veines est suivie d'une hydropisie, qu'une opacité du cristallin détermine la cécité, qu'une luxation ou une fracture des membres explique la difficulté ou l'impossibilité de leurs mouvements, etc., etc.

Mais, enfin, dira-t-on, comment distinguer les lésions fonctionnelles, provenant de lésions anatomiques appréciables, de celles qui peuvent exister indépendamment de toute lésion anatomique appréciable? Nous renvoyons pour la solution de cette question à l'article consacré à des considérations générales sur le diagnostic.

CHAPITRE TROISIÈME.

DE LA MÉTHODE EXPÉRIMENTALE ET RATIONNELLE APPLIQUÉE À LA DÉTERMINATION DES CAUSES MORBIDES EN GÉNÉRAL. — DE SES LIMITES. — DU MODE D'ACTION DES CAUSES MORBIDES OU DE LA *Pathogénie*. — DE LA CLASSIFICATION DES MALADIES, D'APRÈS LEUR NATURE, OU DES SYSTÈMES NOSOLOGIQUES PROPREMENT DITS.

Les diverses causes des maladies résident dans les modifications variées que peuvent subir les nombreux agents qui nous environnent de toutes parts. Ici le rôle du médecin se confond pour ainsi dire avec celui de l'hygiéniste. Pour arriver à la détermination des causes morbides, il faut employer la méthode expérimentale, comme nous l'avons fait pour la détermination des lésions, soit fonctionnelles, soit anatomiques de nos organes. Dans cette branche de la médecine, les instruments de la physique, tels que le baromètre, l'hygromètre, le thermomètre, l'eudiomètre, etc., nous sont d'une grande utilité. Il est cependant diverses influences morbifiques sur lesquelles les instruments de la physique et de la chimie ne nous donnent, dans l'état actuel de la science, aucun renseignement satisfaisant: ainsi, par exemple, l'analyse chimique ne trouve aucune différence sensible entre l'air le plus pur et celui au milieu et sous l'influence duquel apparaissent les fièvres intermittentes pernicieuses, les typhus, la variole, la rougeole, etc. Malheureusement, dans ce cas, le corps humain est un instrument plus sensible que ceux de l'art, et ses maladies ne nous attestent que trop les altérations qui se dérobent aux expériences physico-chimiques.

Les agents sous l'influence desquels se manifestent les maladies étant extrêmement nombreux, on a songé de bonne heure à les classer. Tout le monde connaît les classifications hygiéniques,

Une classification qui serait d'une immense portée pour la médecine clinique, consisterait à distribuer les agents hygiéniques, non pas selon qu'ils sont tirés de tel ou tel règne, selon qu'ils agissent sur tel ou tel système d'organes, etc., mais selon l'espèce ou la nature de leur action. Pourquoi faut-il que dans une infinité de cas, il nous soit impossible de pénétrer ce mystère *pathogénique?*

Quoi qu'il en soit, le mode d'action des modificateurs morbides diffère selon la nature de ces agents. Les agents mécaniques et physiques (1) sont ceux dont le mode d'action nous est le mieux connu. Mais nous ne possédons que quelques données sur le mode d'action de la plupart des agents chimiques ou moraux, appliqués à l'économie animale. Puisque souvent nous ne les connaissons pas sous le rapport de leur mécanisme intime, moléculaire, il ne nous reste ,pour les caractériser, que les lésions dynamiques ou matérielles qu'ils produisent sur l'économie.

Plusieurs pathologistes n'ayant donc pu parvenir à pénétrer le mécanisme intime, *moléculaire*, d'un grand nombre d'agents dans la production des maladies, ont cherché et dû chercher une base nosologique dans les modifications *dynamiques* par lesquelles se révèle l'action de ces agents sur nos organes. De là, les systèmes de la *sthénie* et de l'*asthénie*, de l'excès et du défaut d'excitement, de l'irritation et de l'ab-irritation, etc.

L'esprit humain est, en effet, entraîné par un irrésistible penchant à la classification, à la systématisation, et celle-ci peut reposer sur plusieurs bases différentes, plus ou moins philosophiques. Quand une base manque à l'esprit de classification, il s'empare d'une autre, et fonde sur elle l'édifice dont il a conçu le plan. Or, pour revenir à notre sujet, ne trouvant aucun moyen de classer certains modificateurs d'après un mode d'action analysable, *matériel*, l'esprit de systématisation *étiologique* a pris pour fondement, ainsi qu'il vient d'être dit, une action pour ainsi dire *métaphorique*, et de là la grande classe des causes irritantes et ab-irritantes, excitantes ou ab-excitantes, etc. Je dis que cette

____

(1) Dans son bel ouvrage, intitulé de l'influence des agents physiques sur la vie, M. le docteur Edwards a puissamment éclairé la question du mode d'influence de ces agents dans la production des maladies.

action est en quelque sorte *métaphorique*, parce que nous ignorons complétement ce qu'est en elle-même la modification dite *irritation*, *excitation*, expressions officieuses qui servent de voile à notre ignorance.

Au reste, il est bien entendu que la famille de *causes* que nous venons de signaler est loin de comprendre toutes celles qui peuvent engendrer des maladies. Les causes mécaniques et physiques proprement dites, la pesanteur, par exemple, la compression, les agents vulnérants de toute espèce peuvent sans doute irriter les organes, mais ils les modifient aussi et sur-tout dans un autre sens, changent leurs rapports, les déforment, etc., etc. Une foule de substances vénéneuses, les différents modificateurs désignés sous le nom de virus (ceux de la rage, de la variole, de la vaccine, etc.), les miasmes producteurs du typhus, de la fièvre jaune, de la peste (*empoisonnements miasmatiques* de M. Broussais), etc., etc., voilà encore autant de causes qui exercent, comme on le dit, une influence *spécifique*. Toutefois, on doit l'avouer, des phénomènes d'irritation ou d'ab-irritation sont souvent les seuls qui nous frappent encore, lorsque les causes dites spécifiques, ont été appliquées sur l'économie vivante. Mais ces phénomènes ne constituent pas toute la maladie; ils ne nous la révèlent pas sous toutes ses faces; ils n'expliquent pas, enfin, ce qui différencie les causes spécifiques de toutes les autres.

Ici se présente une base nouvelle de classification étiologique. Elle consiste à diviser certaines causes morbides, non plus d'après leur mécanisme intime ou moléculaire, mais selon le mode de transmission des maladies que ces causes engendrent. De là les causes *contagieuses* et les causes non *contagieuses* (1).

(1) Des disputes animées se sont élevées dans ces derniers temps sur la contagion et l'infection, et parmi ces disputes, il en est qui sont dans les mots plutôt que dans les choses. L'infection diffère-t-elle, en effet, essentiellement de la contagion, ou n'est-elle pas au contraire une des formes que peut revêtir cette dernière ?

M. Dupuytren a très bien dit dans son beau rapport sur la fièvre jaune : « Le mode de la contagion varie selon la nature des principes contagieux. » Ainsi, la rage et la syphilis se transmettent et agissent par inoculation, et » non par miasmes; la rougeole et la variole par miasmes ou effluves; et

On a aussi divisé les causes en *sporadiques*, *épidémiques*, *endémiques*, selon qu'elles agissent sur un plus ou moins grand nombre de personnes, ou qu'elles se développent exclusivement ou du moins spécialement dans tel ou tel lieu.

La division des causes en *déterminantes* et *prédisposantes* est souvent plus scholastique que philosophique. Ce n'est pas que je nie les faits qui servent de base à l'ordre des causes dites pré-disposantes, telles que l'âge, le sexe, le tempérament, etc. ; mais la *prédisposition* aux maladies est moins une cause propre-ment dite qu'une condition favorable au développement des maladies, lorsque les causes ordinaires de celles-ci sont mises en jeu. Certainement, par exemple, il est des sujets prédisposés aux tubercules pulmonaires ; mais qu'est-ce autre chose que cette prédisposition sinon une organisation vicieuse, soit acquise, soit transmise par les parents ou innée (car l'hérédité rentre dans le genre de prédisposition que nous signalons, et n'en constitue point un particulier) ?

Il faut, je le répète, prendre en très sérieuse considération la prédisposition. Toutefois, il ne faut pas lui faire jouer un rôle plus étendu qu'elle ne le comporte, comme le font, à mon avis, quel-ques pathologistes, quand, par exemple, ils professent que des tubercules ne peuvent se manifester, en aucun cas, sans l'influence de la *prédisposition*.

Dans un trop grand nombre de cas, le médecin ne peut avoir d'autres données sur les causes des maladies qu'il observe, que celles fournies par les malades eux-mêmes. Aussi, la cause réelle d'un grand nombre des maladies que nous étudions dans nos salles de clinique, nous demeure-t-elle souvent cachée. S'il est des ma-lades qui ne peuvent pas nous éclairer suffisamment sur l'origine réelle de leur maladie, combien n'en est-il pas aussi qui cher-chent à nous donner le change sur la véritable cause du mal,

» non par inoculation ; la variole par miasmes, contact et inoculation.» Or, puisqu'on a donné le nom d'*infection* à la communication d'une maladie par effluves ou miasmes, et que ce genre de transmission n'est qu'une mo-dification, une variété de la contagion, n'est-il pas clair que l'infection elle-même ne diffère pas essentiellement de la contagion, et qu'elle en constitue réellement une espèce ?

en nous en indiquant d'autres à l'influence desquelles ils n'ont point été soumis !

CHAPITRE QUATRIÈME.

DE LA RÉACTION DES MALADIES LES UNES SUR LES AUTRES. — DE LA GÉNÉRALISATION DES MALADIES LOCALES, ET DES DIVERS MODES DE CETTE DERNIÈRE. — DE LEUR TYPE ET DE LEUR COURS.

§ Ier. Les innombrables rouages dont se compose la machine humaine étant pour ainsi dire faits les uns pour les autres, et la nature les ayant réunis entre eux par les liens les plus serrés, par les plus étroites connexions, il n'en est presque aucun dont les maladies ne réagissent, d'une manière quelconque, sur les autres en général.

Tantôt la réaction a lieu d'une manière mécanique : ainsi, par exemple, un obstacle au libre écoulement des matières qui doivent traverser un canal organique (l'urèthre, le canal lacrymal, le tube intestinal, les canaux biliaires, etc., etc.), entraîne successivement la dilatation du canal derrière l'obstacle, plus tard même sa rupture; et de là des perforations, des fistules, puis des accidents plus ou moins graves, selon l'importance et le siège de l'organe dilaté, perforé, etc.

D'autres fois, la réaction s'opère d'une manière purement dynamique ou nerveuse, et c'est là ce qui constitue les sympathies proprement dites. L'étude des sympathies a fixé l'attention d'un si grand nombre de physiologistes et de pathologistes, depuis Hippocrate, qui les a formellement signalées, jusqu'à nous, que le sujet semblerait devoir être épuisé; il reste néanmoins beaucoup de nouvelles recherches à faire (1). C'est particulièrement

(1) On sait que les différents appareils organiques sont composés d'un grand nombre d'éléments qui concourent, par une sorte de synergie, à l'accomplissement des fonctions de ces appareils. Or, il suffit qu'un de ces éléments soit dans l'impuissance de fournir en quelque sorte son *contingent d'action*, pour que la fonction tout entière en ressente un trouble, plus ou moins profond, et qu'il s'ensuive un dérangement dans les autres éléments

dans l'ordre des phlegmasies que les phénomènes sympathiques se manifestent. C'est par les sympathies que ces phlegmasies, pour peu qu'elles soient étendues et intenses, se propagent et se généralisent. Le fait de ce mouvement sympathique est incontestable, mais son explication, comme celle de toute modification de l'*innervation*, se dérobe complètement à notre intelligence.

Il est pour la généralisation des maladies un autre moyen plus *matériel* que le précédent. Le système nerveux était l'agent, le conducteur de la première espèce de généralisation ; c'est le sang et le système sanguin, que l'on peut regarder comme les intermédiaires par lesquels s'établit la seconde espèce de réaction morbide. On sait que les organes spéciaux de l'absorption, et plus particulièrement les veines, exercent un mouvement d'absorption dans toutes les parties. Or, quand ce mouvement s'exerce sur des matières morbides, tels que du pus, des détritus putrides, gangréneux, etc., il en résulte une *infection* plus ou moins grave du sang, et par suite de cette altération, une lésion nécessaire dans toutes les fonctions. Un effet analogue a lieu lorsque le système vasculaire (les veines plus ordinairement) suppure par suite de l'inflammation de sa membrane interne. Dans ce cas, en effet, le pus formé dans le système vasculaire, se mêle au sang, roule dans le torrent circulatoire, et soit qu'il se dépose en nature dans diverses parties, soit que le sang altéré par lui devienne une cause de phlegmasies purulentes variées, c'est alors qu'on voit survenir des abcès dans les organes intérieurs (les poumons, le foie, la rate, le cerveau, etc.), dans les parties extérieures (peau, tissu cellulaire); genre de lésions, sur lequel MM. Blandin, Dance, Legallois et d'autres observateurs, ont publié de précieux travaux.

§ II. Relativement à leur marche ou à leur cours, les maladies ont été divisées en *aiguës* et *chroniques*.

qui prennent part à cette fonction. Coupez, par exemple, les deux nerfs de la huitième paire, et vous paralyserez les fonctions propres du poumon et de l'estomac. MM. Ch. Bell et Brachet (de Lyon) ont répandu dans ces derniers temps les lumières de l'expérimentation sur le problème qui nous occupe, et leurs travaux ne permettent guère de douter que le système nerveux ne soit l'agent indispensable, le conducteur de tous les mouvements sympathiques proprement dits. (Consultez aussi les recherches de Bichat, de MM. Roux, Broussais, etc., sur les sympathies.)

Quant à leur type, il a fourni la base de leur division en *continues, rémittentes* et *intermittentes*.

Je me contenterai d'une simple réflexion sur le cours des maladies. Il y a long-temps qu'on a dit des maladies en général qu'elles avaient un commencement, un milieu et une fin : et Galien, exprimant la même idée dans un style métaphorique, a dit qu'elles avaient des âges divers comme les êtres organisés. Cette idée ingénieuse s'applique sur-tout aux maladies avec production de pus ou de fausses membranes, aux phlegmasies en un mot. Celui-là se tromperait grossièrement, en effet, qui s'imaginerait rencontrer absolument les mêmes altérations, et partant les mêmes symptômes dans tout le cours d'une phlegmasie aiguë, et à plus forte raison dans toute l'*évolution* de celle qui, de l'état aigu, passe, comme on le dit, à l'état chronique.

A ce sujet, je répéterai ce que j'ai écrit déjà dans les traités du cœur et de l'encéphalite, ainsi que dans le dictionnaire de médecine et de chirurgie pratiques. Après avoir examiné comment le pus ou les fausses membranes se comportent, suivant les diverses circonstances de leur *génération;* signalé les différences de suppuration, selon les différences des tissus; indiqué le mécanisme de leur organisation qui rappelle celui de l'évolution de diverses parties du fœtus, et celui de la formation des vaisseaux en particulier; après avoir parcouru enfin toutes les métamorphoses dont ces produits accidentels sont susceptibles, je termine en disant : « Les diverses productions accidentelles indiquent,
» comme nous venons de voir, qu'il a existé autrefois une in-
» flammation dans le tissu qu'elles occupent ; mais elles n'an-
» noncent point toujours, elles ne constituent point une inflam-
» mation actuelle. *Filles* de l'inflammation, si j'ose m'exprimer
» ainsi, elles peuvent persister après qu'elle a disparu elle-même,
» et survivre en quelque sorte à leur *mère* : jouant alors le rôle
» de corps étrangers, elles déterminent les mêmes accidents,
» les mêmes effets que ceux-ci pourraient produire, et, après
» avoir dû leur naissance à une inflammation, il n'est pas rare
» que, à leur tour, elles deviennent la source d'une nouvelle
» phlegmasie. »

CHAPITRE CINQUIÈME.

DE L'APPLICATION DE LA MÉTHODE EXPÉRIMENTALE ET RATION-NELLE AU DIAGNOSTIC ET AU PRONOSTIC DES MALADIES.

Maintenant que nous connaissons tous les faits généraux relatifs aux lésions anatomiques et fonctionnelles qui caractérisent les maladies; que nous avons une idée de leur causes; que nous savons comment elles peuvent réagir les unes sur les autres, nous pouvons nous engager dans quelques rapides considérations sur le diagnostic et le pronostic (1).

§ Ier. Le médecin *cliniste* se propose sur-tout, en matière de diagnostic, la solution du double problème que voici : 1° Quel est le siége de la maladie? 2° Quelle est sa nature anatomique?

Quant au siége, si la maladie est à la portée de nos sens, nous n'avons, pour ainsi dire, qu'à faire un bon usage de ceux-ci pour le découvrir. Le nombre des maladies de ce genre a beaucoup augmenté depuis le perfectionnement et la multiplication des moyens d'exploration. Ainsi, par exemple, grâce à la méthode de la percussion et de l'auscultation, la plupart des maladies des organes thoraciques et abdominaux rentrent dans cette catégorie; nous les voyons, nous les touchons, en quelque sorte, avec l'oreille. Elles ont, enfin, des *signes physiques*, pour nous servir de l'expression de M. Laennec.

Si la maladie, au contraire, se dérobe à l'exploration directe, nous en déterminons le siége par les signes tirés du dérangement de la fonction spéciale dévolue aux organes malades. Ainsi, les lésions des sensations, des mouvements volontaires et *instinctifs*,

---

(1) Le traitement est lui-même, suivant Hippocrate, un élément de diagnostic : *Naturam morborum*, a-t-il dit, *ostendit curatio*. C'est ainsi que, selon quelques chirurgiens, dans un cas où la nature vénérienne d'un ulcère est douteuse, on se convaincra que telle est réellement sa nature, s'il guérit par un pansement mercuriel : qu'une tumeur dont on a fait l'ablation et dont le caractère cancéreux est l'objet de quelque doute, devra être considérée comme ne le possédant pas, si l'opération n'est point suivie de récidive, etc. Toutefois, bien que nous ne contestions pas que le traitement ne puisse en quelques cas éclairer le diagnostic, il vaut beaucoup mieux éclairer le traitement par le diagnostic.

dès fonctions intellectuelles, que nous offre un malade, nous annoncent que la maladie siège primitivement ou secondairement dans le système cérébro-spinal. La douleur, qui est un symptôme de l'espèce de ceux que nous examinons ici, mérite une attention toute particulière. Elle est, en général, un indice assez fidèle du siége des maladies; toutefois, on n'ignore pas qu'il est des cas où elle se fait ressentir là où le mal ne réside pas : ainsi, dans le *morbus coxarius*, le malade rapporte quelquefois la douleur au genou; dans les calculs de la vessie, la douleur peut exister à l'extrémité de la verge; elle se manifeste parfois à l'épaule, dans l'hépatite. Enfin, il est des maladies qui ne sont point accompagnées de douleurs.

Les lésions de mouvement de nos divers organes, celles des produits sécrétés, etc., sont aussi de précieux éléments pour le diagnostic du siége des maladies. Les vomissements, le dévoiement, la fréquence des urines, les qualités de ces dernières, celles des excréments, etc., voilà autant de circonstances qui, bien interprétées, peuvent nous conduire à la détermination du siége des maladies.

La solution du second problème posé plus haut, savoir : la détermination de la nature de la maladie, est souvent excessivement difficile. Néanmoins on y parvient dans un assez grand nombre de cas, en apportant le *temps* et l'attention nécessaires à ce genre de recherches. Cette question est, d'ailleurs, fort complexe.

Il faut d'abord rappeler la distinction des maladies en celles qui sont caractérisées par des lésions appréciables et en celles où de telles lésions manquent; les premières, ainsi que nous l'avons dit, ayant été distinguées d'après l'excès, le défaut ou l'irrégularité de l'action nerveuse ou vitale, il n'est question, pour en déterminer la nature, que de constater le mode selon lequel s'exercent les fonctions elles-mêmes. Mais nous avons vu que dans une foule de maladies avec altération sensible de la structure organique, il se manifestait un excès, un défaut ou une irrégularité de l'action nerveuse ou vitale des organes malades. Comment distinguer ce cas de celui où cette action est lésée, sans altération apparente de structure? On y parviendra par l'emploi bien dirigé des divers procédés d'exploration que nous avons indiqués. Ainsi, par exemple, dans les lésions purement nerveuses des organes de la respiration ou de la circulation, les signes physiques fournis par la percussion et l'auscultation n'existent pas comme dans celle où ces organes ont éprouvé une modification quelconque de leur structure, soit interne, soit externe. Ajoutons que les symptômes de ces lésions purement nerveuses sont presque toujours intermittents, tandis que les lésions dites *organiques*, entraînent des symptômes continus, susceptibles seulement de rémission ou d'exacerbation. Au reste, il ne faut pas oublier que des irritations nerveuses, des névralgies, caractérisées par des altérations appréciables, tels que la rougeur, la congestion, l'augmentation de secrétion (ce symptôme n'a lieu que dans certaines espèces de ces affections), revêtent aussi parfois la forme intermittente. Il est vrai qu'on pourrait dire que ces altérations étant de purs accidents de la lésion inconnue du nerf qui constitue la *névralgie*, elles doivent en affecter le type. Mais d'autres soutiendront, au contraire, que cette névralgie n'est elle-même que l'effet de la congestion indiquée. Ceci est trop obscur pour nous arrêter davantage.

Le diagnostic différentiel des nombreuses espèces de lésions anatomiques, repose principalement sur la différence des signes physiques propres à chacune d'elles. C'est ainsi que l'engorgement inflammatoire du poumon au premier degré, est caractérisé par le râle crépitant, et des crachats visqueux, mêlés d'une certaine quantité de sang ; l'engorgement au second et au troisième degrés par la diminution considérable ou même l'absence complète de la respiration vésiculaire, le son mat, la bronchophonie, l'expectoration mêlée de sang ou de pus, etc.

Il est certaines productions morbides qui ne gênent les fonctions que d'une manière purement mécanique, quelle que soit leur espèce anatomique. Dans des cas de ce genre, il n'est pas toujours facile de déterminer pendant la vie, avec une entière précision, la nature anatomique de la production anormale. L'examen des causes, de la marche du mal, peut néanmoins fournir des renseignements utiles.

Cette distinction n'est pas seulement difficile quand les productions morbides sont placées à l'intérieur ; mais encore quand elles occupent l'extérieur. Combien de fois, par exemple, le plus habile chirurgien ne reste-t-il pas indécis sur la nature anatomique d'une tumeur, soit du sein, soit du testicule, soit du tissu cellulaire ; il est pourtant des cas où ce diagnostic est d'une grande importance, puisque c'est sur lui que repose la conduite *thérapeutique* du chirurgien.

On n'en finirait pas sur la question intéressante et vraiment capitale que nous discutons ici, si l'on voulait entrer dans tous ses détails. Ce qui précède me paraît suffisant pour une dissertation, où je ne me suis proposé que d'effleurer les choses immenses qu'elle embrasse.

§ II. Le pronostic, comme le diagnostic, est un des points où le grand observateur fait sur-tout briller ce qu'on appelle le *tact médical*.

Pour pronostiquer avec bonheur ou plutôt en connaissance de cause, il faut être muni de toutes les notions indiquées précédemment, et savoir de plus jusqu'à quel point on peut compter sur les efforts de la nature et sur les ressources de l'art thérapeutique. Plus on a vu et bien vu, plus on est habile dans l'art du pronostic, et rien ne peut dispenser ici, comme d'ailleurs, dans tout ce qui est clinique ou pratique, de l'exercice suffisamment prolongé et de ses sens et de son entendement (1). Cependant, il y a aussi des *Cid* en médecine, et chez ceux-là l'art du pronostic, du diagnostic et du traitement, *n'attend pas* l'époque ordinaire à laquelle il parvient à son plus haut degré de développement chez nous autres observateurs vulgaires.

CHAPITRE SIXIÈME.

DE LA MÉTHODE EXPÉRIMENTALE ET RATIONELLE, APPLIQUÉE A LA RECHERCHE ET A L'ADMINISTRATION DES MOYENS CURATIFS OU THÉRAPEUTIQUES. — RÉFLEXIONS PRÉLIMINAIRES SUR LA GUÉRISON DITE SPONTANÉE DES MALADIES. — FORCE, PUISSANCE MÉDICATRICE, CRISES. — THÉRAPEUTIQUE RATIONELLE, THÉRAPEUTIQUE EMPYRIQUE.

§ Ier. Un fait constaté par tous les vrais observateurs, c'est que la

(1) Même en ne négligeant aucune des données d'une attentive observation et d'une raison éclairée, le médecin le plus expérimenté se trompe

même puissance qui préside au maintien de a santé, tend dans les maladies, sur-tout aiguës, à rétablir l'équilibre rompu et à ramener l'ordre et le rhythme naturel dans les fonctions organiques bouleversées. Cette tendance du corps malade à revenir à son état normal, constitue ce que les pathologistes ont désigné sous le nom abstrait de force curatrice ou médicatrice de la nature. Sans doute, il ne faut pas accorder à cette force des ressources illimitées, et s'imaginer qu'elle rende inutiles et superflus les secours de l'art. Il est bon de nous défier de notre penchant naturel à l'exagération, et de l'espèce de fatalité qui nous entraîne comme malgré nous dans le cercle étroit des opinions exclusives.

Sachons donc reconnaître dans l'organisme, l'existence d'une puissance qui, lorsque la maladie a dérangé l'équilibre normal des fonctions, et altéré plus ou moins la structure de nos organes, fait de salutaires efforts pour rétablir l'ordre dans les fonctions, et pour réparer les altérations organiques. Mais appliquons-nous en même temps, et de toutes nos forces, à la recherche des moyens par lesquels l'art peut seconder la nature et partager avec elle l'honneur de la guérison. Hippocrate, dont le génie observateur n'a peut-être jamais été surpassé, se plaisait en quelque sorte à signaler les heureux efforts de la nature médicatrice. Il faut en dire autant de l'illustre Sydenham et de Fr. Hoffman. « Natura, » dit le premier, noctes atque dies nostris rebus invigilat, consulitque. » Les expressions du second ne sont pas moins remarquables, les voici : « Vis medicatrix naturæ profusa medica- » mina non requirit, vis medicatrix naturæ quæ ægritudines » valde periculosas, ut pestem, exanthematicas, variolosas, mor- » billosas et inflammatorias febres, depellit quam optime. »

Au reste, nous ne considérons pas la force médicatrice comme un être particulier, distinct des organes vivants : nous donnons, par abréviation, ce nom à l'ensemble des lois ou des phénomènes organiques qui se manifestent, lorsqu'une maladie quelconque guérit sans le secours des moyens de l'art. Nous avons jugé cette

quelquefois en matière de pronostic. C'est ce que n'ignorait point l'ORACLE de Cos, quand il a prononcé cette sentence. In acutis morbis non omninò tutæ sunt prædictiones, neque mortis, neque sanitatis. (Hippoc. apho.)

déclaration nécessaire, à une époque où trop de personnes trouvent une espèce de gloire à interpréter les opinions les plus naturelles, de manière à les rendre ridicules ou même absurdes (1).

On désigne particulièrement sous le nom de *crises* les évacuations salutaires qui surviennent dans les maladies aiguës en général. Nous nous garderons bien de nous engager dans toutes les interminables controverses dont les crises ont été l'éternel sujet; il nous suffit que les évacuations qui surviennent quelquefois au déclin des maladies aiguës, aient été observées par tous les médecins, quelle que soit la secte à laquelle ils appartiennent. Le fait une fois bien constaté, chacun peut s'efforcer d'en trouver une légitime et satisfaisante explication. Quant à nous, nous ferons seulement observer que le soulagement qui se manifeste à la suite des évacuations de ce genre, concourt à prouver l'existence de l'altération secondaire ou primitive des liquides et sur-tout du sang. On dirait que ces évacuations constituent une sorte de sécrétion accidentelle, au moyen de laquelle le système circulatoire rejette, expulse, *vomit*, pour ainsi dire, les matières nuisibles, dont la masse sanguine était imprégnée.

Il n'est pas inutile de rappeler, d'ailleurs, l'analogie qui existe entre ces évacuations accidentelles, ces crises pathologiques, et les évacuations naturelles, sorte de crises physiologiques ou normales, au moyen desquelles le torrent sanguin se débarrasse journellement des principes dont il ne pourrait supporter impunément la présence. N'est-ce pas, en effet, par le libre exercice des sécrétions normales, telles que celle de l'urine, de la transpiration cutanée, etc., que l'économie se maintient dans son état de santé? Si donc, dans les maladies, nous voyons des évacuations accidentelles produire les plus avantageux résultats, ce phénomène n'est pas plus étonnant que les sécrétions naturelles,

____

(1) On a donné le nom de *médecine expectante*, à cette pratique dans laquelle le médecin, content de diriger le régime et les autres circonstances hygiéniques, reste tranquille spectateur des efforts de l'organisation pour revenir à son état normal. La *médecine agissante*, au contraire, consiste à la fois, et dans les ressources de la *diététique*, et dans l'administration de moyens thérapeutiques plus ou moins nombreux et énergiques.

dont l'objet est de dépouiller le réservoir sanguin de tout ce qu'il peut contenir de nuisible. En un mot, pour nous, les crises ne sont autre chose qu'une modification des évacuations naturelles ou normales. Considérées sous ce point de vue, elles ne présentent rien qui répugne à la plus saine physiologie : elles se rangent parmi les nombreux phénomènes dont l'ensemble constitue *la force médicatrice*. C'est peut-être ici le lieu de rappeler, à l'appui de ce que nous venons de dire, que chez les animaux, dans le sang desquels on injecte des matières putrides, presque constamment, il survient d'abondantes évacuations, soit par les urines, soit par les selles. Ces évacuations sont souvent suivies de soulagement, quelquefois même d'une complète guérison. Toutefois, dans le plus grand nombre des cas, elles n'empêchent pas les animaux de succomber. Or, nous le demandons à tous les médecins de bonne foi, ces évacuations n'ont-elles pas la plus frappante analogie avec les évacuations dites critiques, ne constituent-elles pas de véritables crises ?

Par tout ce qui précède, on voit que les phénomènes appelés du nom de *crises* ne sont réellement que les phénomènes naturels modifiés ; et que si la doctrine des *crises*, telle que la conçoivent quelques-uns, est un assemblage bizarre de grossières hypothèses et d'opinions incohérentes, il n'en est pas moins vrai que cette doctrine repose sur des faits que l'observation journalière nous fournit. Que ces faits aient été mal interprétés, à la bonne heure ; mais ce n'est pas une raison d'en nier l'existence. Certes, s'il fallait nier tous les faits qui ont été mal expliqués, sur-tout en médecine, parmi la masse énorme de ceux que nous possédons, il en resterait un très petit nombre auquel nous pussions ajouter foi.

§ II. La thérapeutique se présente sous deux formes principales, savoir : la forme dite *empyrique*, et la forme *rationelle*. Dans l'une, on traite les maladies, sans en connaître les caractères *essentiels*, *matériels*, sans se rendre compte de la manière d'agir des moyens employés ; dans l'autre, au contraire, on explique, on calcule, en quelque sorte, l'action de ces moyens, d'après la connaissance des lésions morbides. On conçoit que, pour employer une thérapeutique parfaitement rationelle, il faut connaître la nature intime de la maladie, l'espèce et le mécanisme de la cause qui l'a produite. Ces données étant connues, il ne s'agit plus que de trouver et de mettre en jeu, des instruments thérapeutiques qui agissent en sens inverse de celui selon lequel la cause a opéré. Malheureusement, les cas de ce genre sont infiniment rares en clinique médicale proprement dite ; ils sont plus communs dans la clinique chirurgicale. En effet, ramener un os luxé à sa place naturelle, en faisant agir des puissances dans une direction inverse à celle qu'ont suivie les forces productrices de la luxation ; retirer, soit par une opération sanglante, soit par la lithotritie, un calcul de la vessie ; dilater les canaux rétrécis ou leur en substituer en quelque sorte d'artificiels ; pratiquer la ligature d'une artère blessée, etc., etc. : voilà des procédés thérapeutiques vraiment rationels. Bien que, je le répète, la thérapeutique médicale ne puisse faire usage que rarement de moyens dont l'action puisse être expliquée d'une manière aussi claire, aussi *mathématique*, elle devient néanmoins chaque jour de plus en plus rationelle, à mesure que nos connaissances sur la nature des lésions organiques et sur l'action des agents morbifiques s'étendent et se perfectionnent. La saignée, dans les cas de pléthore ou bien pour rendre l'absorption plus libre et plus facile ; les bains, dans les maladies de la peau produites par la malpropreté ; l'abstinence du régime animal, des mets de haut goût, en un mot, de toutes les substances qui contiennent une grande quantité d'azote dans les cas où des individus rendent des calculs d'acide urique ; l'emploi d'un grand nombre de contre-poisons, etc. ; voilà autant de cas dans lesquels nous pouvons analyser, en quelque sorte, expliquer enfin l'action de nos méthodes thérapeutiques médicales ; voilà, en d'autres termes, des exemples de la forme rationelle de la thérapeutique médicale.

Dans une foule de cas, d'ailleurs, il existe, au sein de nos organes intérieurs, des lésions analogues à celles qui, placées à l'extérieur, deviennent l'objet d'une thérapeutique rationelle. Mais, par une triste fatalité, les opérations qui seraient nécessaires pour mettre à découvert ces lésions internes, et celles qu'il faudrait pratiquer sur les organes malades eux-mêmes pour obtenir leur guérison, entraîneraient des accidents presque toujours mortels, si l'on avait la témérité d'y recourir.

Par un rare bonheur, au contraire, quelques-unes des médications employées sur le témoignage de l'empyrisme, sont d'une efficacité pour le moins aussi grande que celle des méthodes les plus rationelles. Qui ne connaît les admirables succès du quinquina, c'est-à-dire d'un médicament dont le mode d'action nous échappe, contre les fièvres intermittentes en général et contre les pernicieuses en particulier; c'est-à-dire, contre les maladies dont la nature nous est le plus profondément inconnue?

Il est des cas, en thérapeutique, où l'expérience et la raison semblent être dans une espèce de contradiction. Sans parler à ce sujet de la méthode des *infiniment petits* thérapeutiques de M. Hahnemann, lequel de nous, sur la foi de sa raison, n'aurait considéré, il y a quelques années, l'administration de l'émétique à haute dose, suivant la méthode de Rasori, comme un véritable empoisonnement? Eh bien, l'expérience prouve chaque jour qu'il n'en est rien, et que cette méthode, dont quelques-uns exagèrent sans doute les succès, produit, dans une foule de cas, les plus heureux résultats. Importée parmi nous depuis quelques années, elle paraît chaque jour s'y naturaliser davantage; et le Val-de-Grâce lui-même vient de lui rendre un précieux hommage (1).

(1) Voici ce que j'ai lu récemment dans un rapport de M. Cas. Broussais, adressé au médecin en chef du Val-de-Grâce (Voir le dernier numéro des *Annales de la médecine physiologique*) : « Quant au tartre stibié, donné à
» la dose de six à huit grains dans une infusion de huit onces de véhicule,
» il a produit des *prodiges* dans quelques cas, et après de nombreuses
» évacuations sanguines chez les pneumoniques. Chez un malade, atteint
» d'une pleuro-pneumonie des plus violentes avec gastro-entérite, chez le-
» quel cette dernière avait été appaisée par les antiphlogistiques, mais dont
» l'inflammation pulmonaire faisait les plus effroyables progrès, malgré des
» saignées répétées et des vésicatoires; le tartre stibié a diminué beaucoup
» la pleuro-pneumonie, mais il a réveillé la gastro-entérite, et la mort est
» arrivée au troisième ou quatrième jour, après l'administration de l'émé-
» tique (le canal intestinal était fortement enflammé; les poumons étaient
» en partie guéris). Dans ce cas le tartre stibié avait été donné tout-à-fait
» en désespoir de cause; mais chez quatre autres malades il a opéré après
» les antiphlogistiques, de véritables prodiges; il a sauvé un homme de la
» phthisie dans laquelle il allait tomber suivant toute apparence; il a fait
» cesser des fréquences et des duretés de pouls que rien ne pouvait domp-

Je ne m'occuperai point ici de la classification des médica-
ments, laquelle, comme Bichat l'a remarqué dans les prolégo-
mènes de son anatomie générale, a, dans tous les temps, porté
l'empreinte des doctrines médicales régnantes. Ce reflux des doctrines médicales sur les systèmes thérapeutiques, est sans doute
quelquefois un mal, mais c'est un mal nécessaire, inévitable, car
il ne nous est pas plus possible de ne pas bâtir, en quelque sorte,
l'édifice de notre thérapeutique sur la nature d'une maladie que
nous croyons fermement connaître, qu'il ne l'est à un géomètre
de ne pas tirer les corollaires qui sont contenus dans une pro-
position qu'il vient de démontrer. La thérapeutique rationelle
est, pour ainsi dire, un corollaire de la connaissance des maladies. Malheureusement la connaissance que nous croyons avoir
de la nature d'une maladie, ne se réduit que trop souvent à une
hypothèse, si même quelquefois elle ne se transforme pas en
erreur.

Quoi qu'il en soit, en attendant que cette connaissance ait fait
de nouveaux progrès, consultons religieusement l'oracle de l'expérience *brute* ou de l'empyrisme, et faisons des vœux pour la
conquête de quelque nouveau médicament qui, bien que son action intime nous soit cachée, puisse opérer, contre certaines
maladies rebelles à nos moyens, aussi efficacement que le quinquina contre les fièvres intermittentes ; que la vaccine, comme
moyen préservatif de la variole, etc.

S'il est d'une haute utilité de connaître, je ne dis pas la nature
intime, mais au moins les caractères physiques et anatomiques
des maladies, pour les traiter convenablement ; il est également
fort important de connaître les causes qui les ont engendrées, se

» ter ; mais il a dû être supprimé, chez trois ou quatre malades, chez les-
» quels il produisait une excitation de mauvaise augure. »

Les avantages de l'émétique à haute dose dans certaines conditions de la
péripneumonie paraissent assez bien constatés aujourd'hui. Si l'expérience
a prononcé à ce sujet ; c'est le principal. Plus tard, peut-être, on expli-
quera son mode d'action que chaque auteur interprète à sa manière. En
effet, celui-ci considère l'émétique à haute dose comme un révulsif ; celui-
là, avec M. Tommassini, comme un contre-stimulant ; un troisième, avec
M. Laennec, comme un moyen propre à exciter l'absorption interstitielle
du poumon.

l'on veut mettre en pratique les préceptes d'une sage prophylaxie.
En effet, comme il est beau de guérir les maladies une fois développées, il l'est également de prévenir le retour ou la multiplication indéfinie de ces maladies, et l'on ne peut arriver à ce
but, que par la connaissance des circonstances sous l'influence desquelles elles se manifestent, se propagent et se répandent à des
distances plus ou moins considérables. Jenner sera toujours considéré comme un des plus grands bienfaiteurs de l'humanité,
pour avoir découvert le préservatif de la variole. Il faudrait
placer au rang des dieux celui qui nous révélerait le secret de
prévenir les épidémies de typhus, de fièvre jaune, de peste ou
de choléra-morbus (car les chlorures de M. Labarraque et les
fumigations guytonniennes, bien que d'une incontestable utilité,
n'ont point encore complétement résolu le problème que nous
indiquons ici). Ce que nous disons des maladies épidémiques en
général, s'applique plus particulièrement encore aux *épidémies
endémiques*, dont les progrès de la civilisation ont toutefois si
puissamment contribué à diminuer le nombre et l'intensité.

Lancisi s'est immortalisé, pour avoir rendu aux habitants des
états romains un service du genre de ceux que nous signalons :
« En desséchant les flaques, il fit cesser tout à coup les maladies
» épidémiques des environs de Pesaro, de Ferentino, de Bagnarea
» et d'Orvieto. En effet, on ne se ressentit l'été suivant d'aucune
» des maladies qui y régnaient auparavant tous les ans. Il fit net-
» toyer le Tibre de sa vase, par des moulins, et il fit ouvrir des
» canaux à travers tous les endroits marécageux, pour donner de
» l'écoulement aux eaux dormantes; il fit aussi nettoyer, avec des
» moulins à bras, les caves qui s'étaient remplies d'eau par les
» débordements; il fit combler des décombres de vieilles ma-
» sures toutes les flaques de l'état ecclésiastique, d'où l'on ne
» pouvait pas faire écouler l'eau, et mérita par ses travaux le
» nom de *Sauveur*, avec plus de justice que les rois de Perse,
» qui le prenaient sans l'avoir mérité. » (Zimmerman, *de
l'Expérience.*)

On croit que Marcus Curtius, dont le dévouement patriotique
est devenu *historique*, n'a fait autre chose, pour conquérir l'admiration de Rome, que combler, à ses dépens, une fosse, dont
les mauvaises exhalaisons nuisaient à ses concitoyens.

CHAPITRE SEPTIÈME.

DE LA NOMENCLATURE DES MALADIES.

Le sujet que nous nous proposons ici d'effleurer plutôt que d'approfondir, est beaucoup plus important que ne le pensent certaines personnes.

Tel est, en effet, le rapport qui existe entre la langue d'une science et cette science elle-même, que Condillac est allé jusqu'à dire qu'une science se réduisait à une langue bien faite. Il y a dans cette pensée l'exagération d'une grande vérité ; mais une autre vérité à laquelle ce célèbre philosophe ne paraît pas avoir assez réfléchi, c'est qu'une langue bien faite, suppose elle-même une science très avancée, cette langue n'étant réellement que l'image de la science elle-même. Au lieu donc de soutenir uniquement avec l'auteur de la *langue du calcul*, que la perfection des langues est le meilleur moyen de concourir à l'avancement des sciences, peut-être vaudrait-il mieux dire, en même temps, que les progrès des sciences sont la condition *sine quâ non* du perfectionnement des langues. Examinez, en effet, les diverses branches des connaissances humaines, et vous verrez que leur langue est d'autant plus claire, précise, rigoureuse, que ces connaissances le sont elles-mêmes davantage, soit par suite de leur progrès, soit en raison de la nature du sujet auquel elles s'appliquent. Comparez sous ce point de vue les sciences mathématiques et les sciences métaphysiques, et vous ne tarderez pas à vous convaincre de ce qui vient d'être avancé. On prétend néanmoins que les disputes scientifiques ne sont le plus souvent que des disputes de mots. Nous le voulons bien ; mais ce qu'il y a de certain, c'est que pour faire cesser ces disputes de mots, il suffirait de répandre plus de clarté sur les choses dont on parle. Voilà pourquoi de telles querelles sont si rares dans le monde mathématique.

Mais occupons-nous plus spécialement de la langue médicale. Cette langue, comme toutes les langues scientifiques, ne doit point être l'œuvre de l'arbitraire ; il faut qu'elle soit conforme à des lois sanctionnées par ce suprême législateur que nous appelons la raison. Or, la médecine étant une science progressive qui, chaque jour, est exposée à changer ses théories, par cela même qu'elle s'enrichit incessamment de découvertes nouvelles, il est évident que son langage doit varier suivant les époques, et qu'une nomenclature, bonne à une de ces époques, cesse de l'être à une époque plus avancée. En effet, le langage est une sorte d'esclave qui doit subir autant de modifications qu'en éprouvent les choses qu'il est destiné à représenter. L'histoire nous prouve d'ailleurs que tel a été effectivement le sort de la nomenclature médicale : elle est mobile comme les systèmes.

Après les sciences métaphysiques proprement dites, la médecine est peut-être celle dont le langage doit coûter le plus de temps et de travail à l'esprit humain pour arriver à sa perfection. C'est qu'en effet, après ces sciences, il n'en est guères de plus obscure que la médecine. Pour expliquer ceci, il suffira de réfléchir que rien n'est plus aisé que de confondre entre eux, en médecine, des objets dissemblables ou de séparer des objets analogues, attendu que, par leur finesse et, si l'on ose le dire, par leur *fugitivité*, ces objets ne permettent pas toujours aux sens d'en saisir rigoureusement les divers caractères.

Or, une telle erreur dans l'observation en entraîne inévitablement une dans le langage; puisqu'il est impossible qu'on ne donne pas des noms semblables aux objets dissemblables qui auront été confondus entre eux, et des noms différents aux objets semblables dont on aura méconnu la similitude. C'est-là, sans contredit, une des principales causes des vices de notre nomenclature médicale.

Si les formes morbides dont l'organisation est susceptible étaient moins variées, et présentaient constamment à l'observateur des traits moins fugitifs; si elles existaient toujours à l'état simple; si les organes et leurs éléments constitutifs étaient moins nombreux, il serait assez facile de construire l'édifice de la nomenclature médicale. Mais malheureusement c'est l'inverse des conditions que nous venons de supposer qui existe. De là les obstacles que nous avons déjà signalés.

Quoiqu'il en soit, on sent que les noms des maladies peuvent être puisées dans des sources différentes. Ainsi, les symptômes et ils altérations anatomiques peuvent servir de base à la nomenclature médicale, puisqu'ils sont réellement l'expression de la modification survenue dans l'organisation, modification qui constitue la véritable nature de la maladie, et qui, d'après les règles d'une saine logique, doit être, quand elle est connue, le principal fondement de la nomenclature médicale. D'ailleurs, remarquez bien que les médecins qui se sont le plus évertués à désigner les maladies d'après leurs symptômes, ou d'après les altérations anatomiques qu'elles laissent après elles, n'en ont pas moins reconnu le dernier principe de nomenclature que nous venons de poser; car les différences qu'ils observaient, les uns dans les symptômes, les autres dans les altérations anatomiques, les conduisaient à en admettre de correspondantes dans la nature des maladies, et à dénommer ensuite diversement celles-ci.

Chaque époque n'a pas pu indifféremment consulter la symptomatologie ou l'anatomie pathologique, pour la construction de la langue médicale. L'étude de l'anatomie pathologique ayant été interdite aux médecins des premiers âges de la médecine, ils furent obligés de créer des noms symptomatologiques à toutes les maladies internes. Au contraire, depuis que l'anatomie pathologique est cultivée avec une sorte de prédilection, il y a une tendance sans cesse croissante, de la part de plusieurs médecins, à substituer des dénominations anatomiques aux noms puisés dans la source symptomatologique. Ces deux origines des noms affectés aux maladies ne sont pas les seules auxquelles on ait eu recours.

Une foule de maladies ont reçu des noms tirés des plus grossières comparaisons; telles sont celles appelées *cancer*, *lupus vorax*, *éléphantiasis*, etc.; d'autres, en cela semblables à certains personnages, ont pris pour nom distinctif celui des lieux qui les ont vu naître; tels sont *le mal de Siam*, *la maladie des Barbades*, *la fièvre des Antilles*, etc. Celles que l'on a désignées sous les noms de *miserere*, de *noli me tangere*, de *trousse-galant*, etc., quelque poétique que soit leur origine, avaient besoin que l'esprit philosophique vînt leur créer un nom plus digne d'elles, c'est-à-dire plus scientifique. D'autres fois, pour caractériser une maladie, on a ajouté à son nom propre le nom de la cause qui la produit: de là les dénominations de *colique de plomb*, *colique de cuivre*, *fièvre mercurielle*, etc.

Au reste, je suis loin de prétendre que les dénominations vicieuses que je viens de signaler n'aient pas été nécessaires à une certaine époque de la science, et qu'il ne faille pas, même encore aujourd'hui, se servir de quelques-unes d'elles; je dis seulement qu'elles ne sauraient être conservées, du moment que l'observation nous aura procuré le moyen de leur en substituer de plus conformes à la véritable nature des choses.

Laissant maintenant de côté les autres sources de nomenclature, revenons aux deux principales indiquées plus haut, savoir : les symptômes ou lésions fonctionnelles et les altérations anatomiques. Peut-on, dans l'état actuel de la science, se servir exclusivement de ces deux bases de nomenclature? Il est clair que la réponse à cette question devrait être négative, si l'on admettait, en dépit de la raison, que certaines maladies peuvent exister sans symptômes, et que d'autres, au contraire, peuvent exister sans lésions anatomiques. Quant à nous, qui ne concevons pas plus l'existence d'une fonction lésée sans lésion de la partie chargée de cette fonction, que l'existence d'une fonction quelconque sans organe, ou une lésion des organes sans symptômes aucuns, pas plus que des organes sans fonctions et sans propriétés, nous pensons qu'il n'est aucune maladie qui, à rigoureusement parler, ne puisse être désignée par un nom qui en indique, soit le principal symptôme, soit le principal caractère anatomique. Mais il nous semble aussi que, dans les cas où l'on connaît à la fois et les symptômes et les caractères anatomiques des maladies, il vaut mieux désigner celles-ci d'après les caractères anatomiques que d'après les symptômes, attendu que ceux-ci ne sont réellement alors que l'expression des autres. Enfin, nous pensons qu'il est encore quelque cas où, pour plus de clarté, le nom de la cause des maladies doit entrer dans celui de ces maladies elles-mêmes.

On objectera, peut-être, que dénommer les maladies d'après leurs symptômes, leurs caractères anatomiques, ou leur cause, ce n'est pas les désigner d'après leur nature intime, c'est-à-dire que, de notre aveu même, ce n'est pas faire usage de la meilleure base de nomenclature. A cela nous répondrons que la nature d'une maladie ne peut être donnée que par ses symptômes, ses caractères anatomiques ou sa cause productrice, et que par conséquent nous ne nous écartons point du principe que nous avons posé plus haut. Le nom d'inflammation lui-même vient du principal symptôme de la maladie qu'il représente, maladie dont la nature intime ne nous est point connue, puisque nous ignorons quelles sont les modifications moléculaires en lesquelles elle consiste. D'ailleurs, l'action organique complexe, dont l'inflammation n'est qu'une modification, est elle-même inconnue dans sa nature intime, et désignée vaguement sous les noms de nutrition, de sécrétion, de circulation capillaire, etc.

Plusieurs des phénomènes de l'ordre physiologique ayant de la ressemblance avec ceux de l'ordre physique, il n'est pas étonnant que, dans tous les temps, plusieurs maladies aient reçu des noms purement chimiques, physiques, mécaniques : les mots inflammation, putridité, dilatations, coarctations, etc., sont des exemples de dénomination de ce genre. En se servant de ce langage, les nomenclateurs n'ont fait qu'obéir aux lois de cette analogie qui, selon Condillac, serait l'unique principe que l'on doive invoquer dans la création d'une saine nomenclature.

Nous voilà donc fixés sur le premier principe qui doit servir de base à un système philosophique de nomenclature médicale : il faut dénommer les maladies d'après leur espèce, telle qu'elle nous est révélée par les symptômes, les lésions fonctionnelles et les causes matérielles, et créer par conséquent autant de noms essentiellement différents, qu'il y a de différence dans la nature des maladies. Indiquons rapidement quelques autres principes, subordonnés en quelque sorte au précédent.

1° Il convient de donner aux diverses maladies des noms d'autant plus analogues entre eux, que ces maladies ont entre elles plus de ressemblance.

2° Une maladie de même nature pouvant affecter des organes différents, il faut que son nom, variable en raison de la diversité des organes, ait aussi quelque chose d'invariable comme sa nature, afin que ce nom représente bien à la fois et le siége et l'espèce du mal ; c'est conformément à ce principe qu'ont été créés les mots *gastrite*, *entérite*, *encéphalite*, *phlébite*, etc. Grâce à leur désinence commune, ces mots indiquent tous une inflammation, tandis que la différence du siége de cette inflammation, est exprimée par le radical même de chaque mot.

3° Le solidisme ayant régné presque seul en médecine, pen-

dant la dernière période de cette science, il serait bon, aujour-
d'hui que l'humorisme a reconquis ses légitimes droits, d'introduire dans la nomenclature pathologique, des mots spécialement
consacrés à la désignation des maladies des liquides, et mieux
choisis que ceux proposés par les anciens humoristes.

4° Quant aux maladies compliquées, leur dénomination devrait indiquer les divers éléments morbides qui les constituent.
Pour éviter la longueur des mots, qui résulteraient, dans certains cas, de l'application de ce principe, les nomenclateurs
pourront sans doute imaginer différents artifices. Toutefois, la
nomenclature des diverses combinaisons morbides, constitue, à
notre avis, l'un des sujets les plus difficiles sur lesquels puisse
s'exercer l'intelligence humaine. Elle prépare de véritables
tortures à quiconque voudra s'en occuper sérieusement.

5° Il ne faut pas introduire ou conserver dans la langue de la
médecine plusieurs mots qui aient une seule et même significa-
tion, et c'est avec le même soin qu'il faut en retrancher ces
mots à double sens, ou à sens mal déterminé, qui ne s'y rencontrent encore qu'en trop grand nombre, et qui sont si propres
à perpétuer les disputes. On ne s'entendra bien en médecine qu'à
l'époque où le sens de chaque dénomination aura été rigoureusement fixé.

Pour apporter dans la nomenclature médicale toutes les
améliorations, dont les révolutions que la médecine a subies
récemment, la rendent susceptible, il serait, selon nous, indispensable que ce sujet fût confié à une réunion de médecins, les
plus distingués sous le rapport de leur capacité, et dégagés de
tout esprit de secte ou de rivalité.

TROISIÈME PARTIE.

QUELQUES RÉFLEXIONS SUR LE PLAN ET LA MÉTHODE QU'ON DOIT SUIVRE DANS L'ENSEIGNEMENT DE LA CLINIQUE MÉDICALE.

Je pense qu'un professeur de clinique médicale doit consacrer les premières leçons de son cours à l'exposition des généralités qui viennent de faire le sujet de la seconde partie de cette dissertation. Les élèves s'étant une fois familiarisés avec ces notions générales, il s'agit de les mettre pour ainsi dire à l'épreuve des faits individuels, des observations particulières.

Chacun des malades, placés dans des salles de clinique, peut être examiné sous toutes les faces que nous avons indiquées, suivant tous les modes d'exploration que nous avons énumérés. Mais si ces méthodes d'exploration constituent les seuls moyens par lesquels nous puissions apprendre la médecine, elles ont, pour ainsi dire, besoin d'être apprises elles-mêmes, et cet *apprentissage*, comme tous les autres, exige la mise en pratique des règles posées par la théorie. On ne saurait trop s'appliquer à former *l'éducation de ses sens*, suivant l'expression favorite de Corvisart. Or, c'est ici que le professeur de clinique ne doit rien négliger pour diriger lui-même, de la manière la plus méthodique, cette importante éducation chez les élèves. Il doit pratiquer devant eux les différents procédés d'exploration, analyser, détailler, décrire exactement, minutieusement, tous les éléments qui constituent ces procédés. Il faut ensuite habituer les élèves à les pratiquer eux-mêmes et ne cesser de leur répéter qu'on ne devient bon observateur, qu'à force de temps, de zèle et de patience. C'est ainsi seulement qu'on apprend ce noble, mais pénible métier. La dextérité de la main, en tant qu'instrument mécanique (et c'est à ce titre qu'on l'emploie dans une foule de cas, même en médecine, dans la percussion, par exemple), cette dextérité, dis-je, ne saurait s'acquérir elle-même que par un exercice plus ou moins long.

C'est également par un exercice répété que les élèves apprendront à bien interroger les malades et à décrire les faits soumis à leur observation. L'exemple du professeur, dans toutes ces choses, est plus éloquent encore que les préceptes qu'il recommande de suivre à ses élèves.

En toute opération, mais sur-tout dans celles qui concernent le diagnostic, le temps et l'attention sont un des éléments les plus importants du succès. Tout médecin qui n'examine, qui n'interroge pas assez long-temps, assez attentivement ses malades, fut-il doué d'un génie aussi pénétrant que l'œil de l'aigle, court le plus grand risque de se tromper, dans un bon nombre de cas. Il faut donc qu'il prolonge sa visite pendant le temps nécessaire pour bien voir et tout voir. Voilà la seule règle de la longueur des visites.

Le professeur de clinique ne doit pas se borner d'ailleurs à instruire ses élèves dans toutes les finesses, si l'on peut ainsi dire, de l'art d'explorer soit le malade, soit le cadavre; il faut encore qu'il féconde, excite et fortifie l'intelligence de ses élèves; ses leçons seront donc en partie consacrées à la discussion des faits particuliers, à l'exposition des rapports qui existent entre les causes et les symptômes, entre ceux-ci et les lésions matérielles; enfin, quand la chose sera possible, il montrera par quel mécanisme le traitement employé a déterminé des changements favorables dans l'état des malades. Pour réussir dans cette carrière, le savoir le plus vaste serait insuffisant, si l'esprit d'ordre ne le secondait. La connaissance des faits n'est que le corps de l'enseignement, l'ordre en est pour ainsi dire l'ame : *tantùm series juncturaque pollet.* (Horace.)

Des leçons cliniques perdraient beaucoup de leur importance, si, à l'occasion des faits particuliers, le professeur négligeait l'examen des systèmes généraux qui ont été proposés sur la nature et sur le traitement des maladies. En effet, c'est au tribunal de la clinique que ces systèmes doivent comparaître et être jugés en dernier ressort. Mais il ne faut jamais oublier que pour juger même des systèmes, il faut être exempt de toute prévention, et n'avoir d'autre intérêt que celui de la vérité, d'autre sentiment que celui de la justice.

La clinique nous fournit aussi des faits au creuset desquels s'épurent les systèmes physiologiques, ou propres à reculer les limites de la physiologie. Les maladies constituent, en effet, des espèces d'expériences faites par la nature sur l'homme lui-même, et leurs résultats ne sont pas moins précieux que ceux des simples *vivisections*. M. Lallemand, dans sa dissertation inaugurale, a donné un bel exemple des services que l'observation clinique peut rendre à la science de l'homme sain. Les observations d'anus anormaux qu'il a recueillies dans le service de M. Dupuytren, lui ont fourni, par exemple, le moyen d'éclairer plusieurs points de la physiologie de la digestion, que les expériences pratiquées chez les animaux avaient laissés dans une assez profonde obscurité. Qui oserait nier l'influence que la clinique médicale et chirurgicale a exercée sur les progrès récents de la physiologie du cerveau?

Ce n'est pas assez pour un professeur de clinique que la description de chaque fait particulier. Il est d'une grande utilité qu'à divers intervalles, tous les trois mois, par exemple, il résume, dans un certain nombre de leçons, les faits, plus ou moins multipliés, qu'il a observés pendant cet espace de temps, qu'il les rapproche, qu'il les compare, et que de ce rapprochement il fasse jaillir quelques vérités générales, soit de diagnostic, soit d'étiologie, soit sur-tout de thérapeutique. L'influence variable des saisons, celle des localités, du régime, etc., doivent être appréciées dans ces résumés de la manière la plus précise. Enfin, au bout de l'année, il conviendrait de coordonner les résumés trimestriels eux-mêmes, de manière à en former une histoire générale de LA CONSTITUTION MÉDICALE qui a régné pendant le cours de l'année ; un travail de ce genre, fait avec tout le soin nécessaire, et continué pendant un certain nombre d'années, imprimerait incontestablement une puissante impulsion à la médecine clinique. En effet, ce sont sur-tout les masses de faits bien rapprochés qui ébranlent les esprits et y font pénétrer la conviction. Sous ce rapport, Morgagni s'est un peu écarté de la vérité dans cette sentence célèbre : *Non numerandæ sed perpendendæ sunt observationes.* Il eût été plus exact de dire : *Nom solùm numerandæ sunt, sed etiam perpendendæ observationes.*

La méthode que nous indiquons a d'ailleurs, en sa faveur, l'exemple de plusieurs illustres professeurs de médecine clinique. Les Dehaën, les Stoll, les Pinel, n'ont-ils pas publié les résultats généraux des faits qu'ils avaient observés pendant une certaine période de temps? La gloire que ces médecins se sont acquise par de tels travaux, et les avantages que la science et l'humanité en ont retirés sont, sans doute, des motifs bien propres à donner des imitateurs à ces médecins célèbres.

C'est en procédant ainsi, qu'un jour peut-être, quelque professeur de clinique médicale, accomplissant le vœu formé par notre immortel Corvisart, nous enrichira d'un ouvrage ayant pour titre : *De sedibus et causis morborum per signa diagnostica indagatis, et per anatomen confirmatis.* Pour un tel ouvrage, il faudrait, disait Corvisart, un autre Morgagni ; mais s'il existait un autre Corvisart pour le composer, la science n'en demanderait, sans doute pas davantage, et l'admirable ouvrage de Morgagni aurait enfin son égal.

Une méthode qui pourrait encore être suivie avec avantage dans l'enseignement de la clinique médicale, ce serait de réunir les élèves les plus laborieux qui suivent le cours, en une société qui aurait pour but de recueillir les faits et de les discuter sous la présidence du professeur, ou, en son absence, sous celle de son chef de clinique (1).

Il est évident, d'ailleurs, que le professeur de clinique n'aurait pas assez de temps pour fournir à tous les travaux indiqués, s'il n'était puissamment secondé par les élèves spécialement attachés à son service. Ceux-ci devront être chargés particulièrement du soin de recueillir les observations, et, dans les cas de mort, ils procéderont, sous les yeux et sous la direction du professeur, à l'examen cadavérique. (En ayant soin de leur fournir, d'une main libérale, tout ce dont ils pourront avoir besoin pour faire cette opération plus exactement qu'on ne la pratique trop généralement encore aujourd'hui, la Faculté concourrait certainement à l'avancement de l'anatomie pathologique.)

La tâche du professeur de clinique sera toujours assez difficile, si, après avoir visité avec un soin scrupuleux, tous les malades, il décrit ensuite dans l'amphithéâtre, avec ordre, clarté, préci-

______

(1) Corvisart et M. le professeur Leroux avaient organisé une société de ce genre.

sion et bonne foi, tout ce qu'il a observé et fait observer à un certain nombre des élèves qui assistent à sa visite.

Je m'étais d'abord proposé d'insister plus particulièrement sur les diverses qualités intellectuelles et morales que doit posséder un professeur de clinique, jaloux d'attirer à ses leçons une grande affluence d'auditeurs. J'ai cru que l'extrait que j'ai donné ci-avant de l'éloge de Corvisart, par M. Dupuytren, pouvait et devait me dispenser de ce travail.

Je termine en disant 1° que l'examen des malades, soit par le professeur, soit par ceux qui suivent ses leçons, doit être dirigé de manière qu'il n'en résulte jamais aucun dommage pour le patient; 2° que si le professeur trouve dans son établissement des causes d'insalubrité ou de maladie, il est de son devoir de faire un rapport sur cet objet à l'autorité compétente, afin que celle-ci avise aux moyens d'y porter remède.

FIN.

IMPRIMERIE D'HIPPOLYTE TILLIARD,
RUE DE LA HARPE, N° 88.

www.ingramcontent.com/pod-product-compliance
Lightning Source LLC
Chambersburg PA
CBHW071229130726
47998CB00002B/883